KB271226

세계 최고의 미녀가 되는 다이어트

세계 최고의 미녀가 되는 다이어트

미스유니버스 공식 영양 컨설턴트 **에리카 앙갤** 지음 · **이근아** 옮김

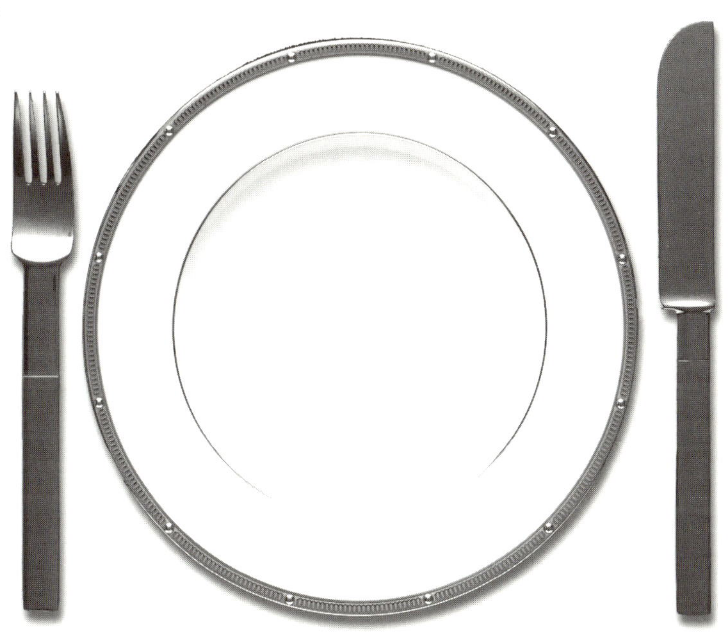

이아소

세계 최고의 미녀가 되는 다이어트

초판 1쇄 발행 2010년 6월 10일

지은이 에리카 앙갤
옮긴이 이근아
펴낸이 명혜정
펴낸곳 도서출판 이아소

북디자인 이창욱

등록번호 제311-2004-00014호
등록일자 2004년 4월 22일
주소 121-850 서울시 마포구 성산동 591-4번지 대명비첸시티 1503호
전화 (02)337-0446 팩스 (02)337-0402

책값은 뒤표지에 있습니다.
ISBN 978-89-92131-32-2 13510

도서출판 이아소는 독자 여러분의 의견을 소중하게 생각합니다.
E-mail: iasobook@gmail.com

여성들은 다이어트를 그저 날씬해지는 것이라고 생각하지만
사실은 그렇지 않습니다.
다이어트란 현명하게 먹는 것,
즉 '먹을 것과 먹지 말아야 할 것' 을 구분하는 것입니다.
무엇을 먹느냐에 따라 당신은 아름다워질 수도 있고
아름다움을 빼앗길 수도 있습니다.

2007년 여름, 1959년 이후 48년 만에 모리 리요가 미스유니버스 대회에서 1위로 뽑혔습니다. 2006년 지바나 구라라는 2위까지 올라갔지요. 그녀들의 아름다움이 세계적으로 인정받은 것입니다.

두 여성이 세계 최고의 미녀로 꼽힐 수 있었던 비결은 무엇일까요? 아주 거창하고도 힘든 일일까요? 아니면 당신도 손에 넣을 수 있는 것일까요?

저는 미스유니버스 최종 후보자들에게 영양과 생활법, 멘털 매니지먼트를 지도하고 있습니다. 호주에서 태어난 제가 어떤 인연으로 그녀들의 컨설턴트 역할을 하게 된 거지요. 그런데 많은 여성들이 아름다움에 대해 오해를 하고 있다는 것을 알게 되었습니다.

그중 첫 번째가 다이어트입니다. 여성들은 식사를 할 때 칼로리에 가장 신경을 씁니다. '이것을 먹으면 아름다워질까?' 라는 생각은 하지 않습니다. 아침은 거르고 점심은 커피와 베이글로 때웁니다. 하지만 이런 식사가 몸에 좋을 리가 있을까요?

여성들은 다이어트를 그저 날씬해지는 것이라고 생각하지만 사실은 그렇지 않습니다. 다이어트란 현명하게 먹는 것, 즉 '먹을 것과 먹지 말아야 할 것'을 구분하는 것입니다. 무엇을 먹느냐에 따라 당신은 아름다워질 수도 있고 아름다움을 빼앗길 수도 있습니다.

하지만 세계의 미녀들은 이미 알고 있습니다. 아름다워지기 위해서는 제대로 먹어야 한다는 사실을 말이죠. 그리고 아름다워지는 식사를 남보다 일찌감치 시작했습니다. 이러한 사실을 모르고는 내면에서 빛나는 진정한 아름다움을 손에 넣을 수 없습니다.

이 책에서 소개하는 '세계에서 가장 아름다운 다이어트'가 몸에 배면 누구나 더욱 아름다워지고 건강하게 나이를 먹을 수 있습니다.

화장품으로는 결코 손에 넣을 수 없는 영원한 아름다움. 그것은 특별한 사람만의 소유물이 아닙니다. 이 책을 읽고 난 뒤 뭔가 한 가지라도 시작해보세요. 한 달 후 당신은 자신의 아름다움에 눈을 뜨게 될 것입니다.

에리카 앙갤

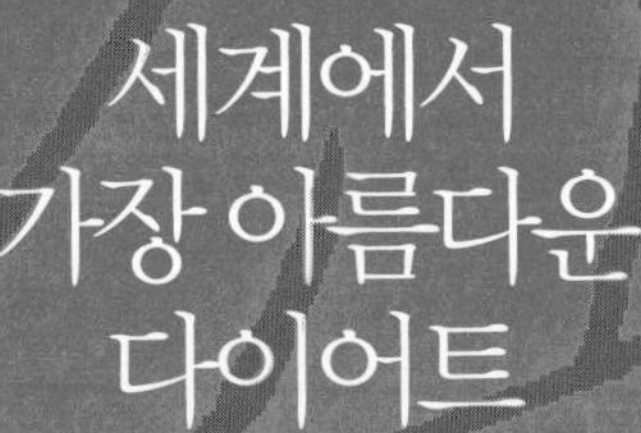

세계에서
가장 아름다운
다이어트

The Beauty Diet

Transform Your Life from the Inside Out

01

문제는 칼로리가 아니다

BEAUTY

DIET

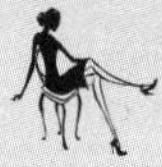

내가 일본에 처음 온 것은 1985년이다. 그때와 비교하면 여성들이 상당히 아름다워졌다. 20여 년 동안 사람들의 생활습관은 엄청나게 변했다. 식생활에 대한 의식도 높아졌다. 그런데도 많은 여성들은 잘못된 정보에 현혹되어 오히려 몸을 망치는 식생활을 하고 있다.

2004년에 미스유니버스 후보들의 영양 지도를 담당하게 되었을 때는 더더욱 놀랐다. 최종 후보자로 뽑힌 여성들은 모두 아름답고 멋진 몸매를 가지고 있었다. 그러나 실제로 식사 지도를 시작해보니 영양의 기본을 아는 사람이 하나도 없었다. 다이어트에 항상 신경 쓴다고 말은 하면서도, 아름다워지려면 어떤 것을 먹어야 하고 어떤 것을 먹지 말아야 하는지는 전혀 생각하지 않고 있었다. 칼로리만 신경 쓰기 때문에 실속 없는 칼로리(empty calory)만 섭취하고 있었다. 칼로리는 섭취해도 영양소는 전혀 섭취하지 않는 절망적인 상황이었던 것이다. 실속 없는 칼로리의 대표적인 것이 술, 과자, 청량음료, 패스트푸드 같은 식품이다. 이런 것만 먹어서는 아무리 칼로리를 적게 섭취해도 날씬한 몸이 될 수 없다. 아름답고 건강한 여성이 되고 싶다면 지금 즉시 이런 식습관에서 벗어나야 한다. **먹을 것을 내 편으로 만들면 누구라도 지금보다 아름다워질 수 있다.** 미스유니버스 후보자들이 그러했던 것처럼 말이다.

02

지금 먹는 것이
10년 후의 나를 결정한다

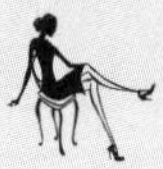

　　　　　　　　　ᵔ　식사를 거르거나 잠이 부족해도 피부가 거칠어지거나 몸이 나빠지는 줄 모르겠다고 말하는 사람이 있다. 젊을 때는 DNA가 잘 손상되지 않기 때문에, 몸의 회복 속도가 빨라 어느 정도 무리를 해도 변화가 쉽게 나타나지 않는다.

그러나 문제는 10~20년 정도 지났을 때다. 겉으로는 드러나지 않지만 보이지 않는 곳에서는 세포가 상처를 입고 있다. 어느 순간 컵 속의 물이 갑자기 넘쳐흐르듯이 변화가 걷잡을 수 없이 나타난다.

아무 생각 없이 패스트푸드 위주의 식사를 계속하다가는 비만 체질이 되기 쉽다. 어쩌면 더 심각한 상황이 벌어질 수도 있다.

콜레스테롤 수치가 높으면 무조건 나쁘다고 생각하는 사람이 많은데, 꼭 그렇지는 않다. 콜레스테롤은 여성 호르몬을 비롯해 여러 가지 호르몬을 만든다. 다만 콜레스테롤은 지방으로 이루어져 있기 때문에 몸에 나쁜 트랜스지방산이 많이 함유된 정크푸드는 호르몬의 균형을 쉽게 깨뜨린다. 따라서 미용과 건강을 위해서는 질 좋은 지방을 섭취하는 것이 중요하다.

식생활 습관을 바꾸면 몸은 거기에 응답해준다. 정제되지 않은 탄수화물(현미, 통밀 등)과 채소, 질 좋은 지방과 단백질을 제대로 섭취하는 것만으로도 우리 몸은 건강하고 아름답게 나이 먹는다.

좋은 것이든 나쁜 것이든 우리 입으로 들어가는 것은 서서히, 하지만 확실히 우리 몸에 흔적을 남기는 법이다.

03

최고의 화장품은
식탁 위에 있다

BEAUTY

DIET

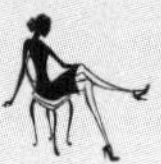

아름다워지고 싶은 것은 모든 여성의 욕망이다. 특히 한국과 일본은 미용에 많은 돈을 쓰고 있는 대표적인 나라다.

그런데 화장품 가격을 보면 포장비와 광고비가 대부분을 차지한다. 화장품에 들어가는 성분 중에서 효과가 입증된 것은 레티놀뿐이다. 특히 주름은 진피층을 케어해야 하는데, 표피에 바르는 화장품은 진피층까지는 거의 스며들지 않는다. 즉 화장품은 가격이 비싼 것에 비해 그다지 효과를 기대할 수 없다.

하지만 화장품보다 더 싸고 더 효과적인 것이 있다. 바로 우리가 먹는 음식이다. 최고의 화장도구는 젓가락인 것이다.

우리의 몸은 우리가 먹는 음식에 좌우된다. 기본 영양소가 충족되어야 살이 쉽게 빠지는 몸과 아름다운 피부와 의욕 넘치는 마음을 가질 수 있다.

우리는 매일 식사를 한다. 이왕이면 멋지고 아름다운 여성으로 만들어주는 식사를 하는 것이 좋지 않을까? 배가 고프니 뭐든 먹기만 하면 된다는 생각은 벗어버리자. 현명한 식사야말로 최고의 화장법이다. 이것저것 완벽하게 따져가며 하라는 말이 아니다. 작은 것부터 조금씩 바꿔나가면 된다.

미용과 영양에 대한 지식은 아름다움의 비결이자 큰 무기다. 이것을 제대로 몸에 익히기만 하면, 평생 아름답고 건강한 몸을 유지할 수 있다.

04

미녀의 아침은
한 잔의 그린칵테일로 시작한다

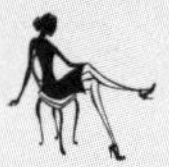

채소가 몸에 좋다는 사실은 알고 있지만 문제는 아침에 샐러드를 준비할 여유가 없다는 것이다. 이럴 때는 간단하게 비타민을 섭취할 수 있는 청즙(青汁)이 좋다. 청즙은 푸른 잎채소를 동결 건조시켜 만든 분말로, 물에 타 먹기 때문에 아주 편리하다.

우리 몸은 공복일 때 영양분이 잘 흡수되므로 아침에 일어나자마자 마시는 것이 좋다. 일어나서 바로 수분을 섭취하면 장이 활발하게 움직여 변비 해결에도 도움이 된다.

맛이 없거나 쓴맛이 나는 청즙도 있지만, 제품에 따라 맛이 다르므로 자신의 입맛에 맞는 것을 찾아본다. 물론 원료에 따라 효과도 차이가 나므로 원재료가 무엇인지, 어떤 성분이 첨가됐는지 확인해야 한다. 예를 들어 클로로필이 들어간 청즙은 항산화와 독소 제거에 효과가 뛰어나다.

하지만 맛이 여러 가지라고 해도 청즙은 마시기가 쉽지 않다. 따라서 지속적으로 마시려면 요령이 필요하다. 예를 들어 100퍼센트 사과주스를 조금 섞으면 풋내나 비릿한 냄새를 없애주어 마시기가 한결 수월하다. 나는 청즙이라는 이름 대신 '그린칵테일'로 부르고 있다. 왠지 맛있을 것 같지 않은가?

미용에 도움이 되는 칵테일 한 잔으로 하루를 시작하면 의욕도 생기고 기분도 좋아진다.

05

세계의 미녀는
더 이상 흰 식품을 먹지 않는다

BEAUTY

DIET

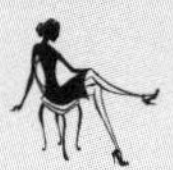

미스유니버스 대회에서는 파티나 여러 가지 행사가 있을 때 뷔페 스타일로 식사를 하는 경우가 많다.

각 나라를 대표하는 미녀들은 어떤 것을 먹을까? 그런 자리에 갈 때마다 나는 눈을 접시만 하게 뜨고 한 사람 한 사람 주의 깊게 지켜본다. 그러면 한 가지 공통점이 눈에 들어온다. 미녀들은 흰 식품을 먹지 않더라는 것이다.

여기서 '흰 식품'이란 흰쌀이나 흰 빵처럼 정제된 곡류나 그것으로 만든 식품, 설탕 등을 말한다. 세계의 미녀들은 밥을 먹을 때는 현미밥이나 잡곡밥, 빵은 통밀이나 보리로 만든 갈색 빵, 당류는 흑설탕이나 꿀을 먹는다. 왜냐고? 물론 아름다워지기 위해서다.

정제된 식품은 식이섬유나 영양소가 부족해서 혈당치가 올라가기 쉽다. 혈당치가 갑자기 올라가면 내려가기도 그만큼 쉬워지는데, 이러한 기복이 살을 쉽게 찌게 하고 노화의 체내시계를 빠르게 해 주름이나 기미가 많아진다.

지금까지 잡곡밥을 별 생각 없이 먹어왔다면, 앞으로는 안티에이징에 반드시 필요한 식품으로 이해하고 먹기 바란다. 갈색을 띠는 식품은 우리를 아름답게 하는 식품 중에서 가장 대표적인 것이다.

외식 때문에 정제된 식품을 먹을 수밖에 없을 때는 반찬이나 부식에 각별히 신경 쓰자. 예를 들어 식이섬유가 듬뿍 들어 있는 채소나 식초와 같이 먹으면 혈당의 급격한 상승을 막을 수 있다.

샐러드가 몸에 좋다고 생각하는 것은 단순한 착각!

BEAUTY

DIET

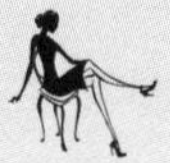

　　　　　　　점심 세트메뉴에는 주로 간단한 샐러드가 곁들여 나온다. 많은 여성들이 샐러드는 몸에 좋다고 생각하고 즐겨 먹는데, 이것은 너무나 단순한 생각이다.

마요네즈가 잔뜩 들어간 포테이토샐러드를 예로 들어보자. 안타깝게도 이러한 감자에는 채소에 많은 '항산화 성분'이 거의 들어 있지 않다. 건강에 좋은 줄 알고 먹었는데 막상 섭취한 것은 산화된 지방과 열량뿐인 것이다. 이것은 오히려 아름다움과 멀어지는 일이다. 희멀건 양상추만 들어 있는 샐러드도 항산화 작용을 기대할 수 없다. 이런 샐러드를 먹을 바에야 **칼로리가 높더라도 우엉무침을 먹는 편이 훨씬 낫다.** 샐러드라서 건강에 좋은 것이 아니라 어떤 샐러드, 즉 어떤 채소를 먹느냐가 중요하다.

샐러드를 먹을 때 또 한 가지 명심해야 할 점은 참치나 닭고기 등의 단백질을 섭취하는 것이다. 채소만 먹는다고 건강해지는 것은 결코 아니기 때문이다.

또한 시판되는 샐러드드레싱에는 질이 나쁜 정제 기름이 들어간 것도 있으므로, 미용을 생각한다면 삼가는 편이 좋다. 엑스트라 버진 올리브오일에 레몬즙을 짜 넣거나 발사믹 식초나 와인비네거(포도과즙에 초산균을 넣어서 발효시킨 것─옮긴이)를 섞으면 간단하고 맛있는 드레싱을 만들 수 있다.

07

미녀에게 필요한 것은 색이 짙은 채소

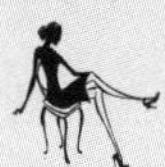

채소를 많이 먹는다고 다 좋은 것은 아니다. 어떤 채소를 먹느냐가 중요하다. 채소가 몸에 좋은 이유는 여러 가지가 있지만, 최근에 주목받고 있는 것이 바로 채소의 '항산화 성분'이다. 이것을 '피토케미컬(phytochemical)'이라고도 하는데, 토마토의 리코핀(토마토의 붉은색을 내는 성분)이나 포도의 폴리페놀 같은 것을 말한다.

이러한 항산화물질은 우리 몸이 녹슬어 노화되는 것을 막아준다. **노화 방지나 미백 같은 미용의 관점에서 생각해보면, 채소는 항산화 성분을 섭취하기 위해 먹는다고 할 수 있다.**

하지만 어떤 채소에 어떤 항산화물질이 들어 있는지 일일이 확인하기는 어려운 일이다. **간단한 방법은 무지개 색깔처럼 선명하고 짙은 색의 채소를 색깔별로 고르는 것이다.** 예를 들어 붉은색은 토마토나 붉은 피망, 주황색은 당근이나 호박, 녹색은 시금치나 브로콜리, 흰색은 양파나 꽃양배추, 보라색은 가지 등이 있다. 이렇게 색깔별로 채소를 고르면 보기에도 아름다울 뿐 아니라 색에 따라 함유된 성분이 다르기 때문에 여러 가지 항산화물질을 섭취할 수 있다. 그리고 채소의 색이 선명할수록 항산화 성분도 더 많다.

하지만 식사 때마다 이렇게 차려 먹기는 힘들 것이므로, 하루에 한 끼를 목표로 레인보우 식단을 짜보자.

08

미녀로 만들어주는 과일

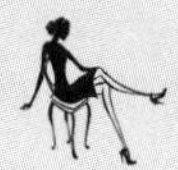

이번 주에 어떤 과일을 먹었는지 떠올려보라. 생각나는 것이 거의 없을 정도로 과일을 적게 먹고 있다면 문제다. 특히 다이어트에 신경 쓰는 여성은 과일을 적게 먹는 것 같다. 미스유니버스 최종 후보자들도 마찬가지였다. 과일은 달아서 살이 찐다고 생각하기 때문이다.

하지만 하루에 200그램, 예를 들어 사과 1개나 귤 2개 정도로는 살찌지 않는다. 백설탕을 먹는 것보다 과일 속에 들어 있는 과당을 먹는 편이 몸에 훨씬 좋다.

아름다워지고 싶은 여성은 달고 싱싱한 과일을 멀리해서는 안 된다. 식이섬유가 풍부하고 채소와 마찬가지로 항산화 성분이 많이 들어 있기 때문이다. 특히 블루베리에는 항산화 작용이 뛰어난 안토시아닌이라는 물질이 함유되어 있다.

과일에는 대사나 소화를 촉진하는 '효소'도 많이 들어 있다. 효소는 열에 약하기 때문에, 과일은 생으로 먹는 것이 좋다. 아름다움을 유지해주는 비타민류 역시 과일에 풍부하게 들어 있다.

이렇게 장점이 많은 과일을 먹지 않는다는 것은 미녀가 될 기회를 스스로 버리는 것과 마찬가지다.

과일을 따로 먹기 싫다면 아침식사로 과일에 요구르트와 견과류를 얹어 먹어보자. 식품 궁합이 환상적인 최고의 식단이다. 출출하거나 왠지 단것이 당길 때도 과일 몇 조각이 아주 유용하다.

토마토와 블루베리는 만능!

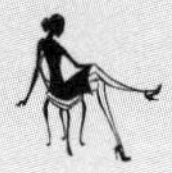

채소나 과일이 미용에 중요하다는 것은 알고 있지만, 어떤 요리를 해야 할지, 그리고 무엇을 먹어야 좋을지 막막할 때가 있다. 먹고 싶은 것은 있는데 느긋하게 장을 보거나 요리할 시간이 없을 때도 있다. 재료는 준비되어 있어도 요리를 하거나 먹기가 번거로운 것도 있다. 혼자 사는 사람은 여러 종류의 채소를 사다 놓고 다 먹지 못하고 버리기 쉽다.

이럴 때 유용한 것이 토마토와 베리 종류다. 채소와 과일에서 딱 한 가지만 고르라고 한다면 나는 무조건 토마토와 베리를 추천한다.

토마토는 씻기만 하면 그대로 먹을 수 있고 항산화물질도 듬뿍 들어 있다. 짧은 시간 안에 가열할 수 있기 때문에 여러 가지 요리가 가능하다는 장점도 있다. 예를 들어 이탈리아식으로 푹 익혀 고기나 생선에 곁들이면 그대로 요리가 된다. 중국식으로 볶거나 수프로 만들어도 맛있다.

베리 종류 역시 항산화 효과가 높다. 특히 안토시아닌이 풍부한 블루베리는 땅콩과 같이 요구르트에 넣어 먹거나 두유에 넣고 믹서로 갈아 먹으면 아침식사로 안성맞춤이다. 최근에는 냉동된 것도 쉽게 구할 수 있으므로 장기 보관도 충분히 가능하다.

또한 사과도 미용에 아주 효과가 좋은 과일인데, 농약의 위험이 없다면 껍질째 먹는 것이 맛도 좋고 몸에도 좋다.

10

브로콜리와 소송채는 유기 재배한 것을 먹는다

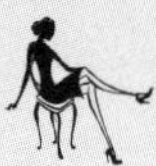

건강을 생각해 일부러 먹는 채소가 오히려 몸에 나쁜 영향을 미칠 수도 있다. 채소에 남아 있는 농약 때문이다.

잔류 농약은 몸을 노화시키는 활성산소를 만들어내 채소가 원래 가지고 있는 항산화물질의 작용을 방해한다. 따라서 채소는 화학비료를 쓰지 않고 재배(유기 재배)한 것을 먹도록 한다. 채소 외에 쌀, 된장, 두부, 간장 같은 가공식품도 유기 재배한 것을 원료로 사용한 제품을 고르도록 하자.

그러나 유기 재배한 채소가 구하기 어렵거나 비싸서 예산에 맞지 않을 경우는 일반 채소를 먹을 수밖에 없다. 이때는 **농약이 남아 있기 쉬운 껍질 부위를 두껍게 잘라내거나 탄산수소나트륨으로 잘 씻어낸 다음 먹도록 하자. 그리고 비교적 농약을 적게 사용하는 제철 채소를 이용하는 것이 좋다.**

단, 해충에 약한 채소나 브로콜리, 소송채 등은 농약을 많이 쓰기 때문에 되도록 유기 재배한 것을 구입하도록 한다. 요즘에는 유기 재배한 채소를 배달해주는 곳도 있으므로 이런 업체를 활용하면 편리하다.

11

유제품이 누구에게나 맞는 것은 아니다

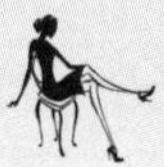

우리는 어렸을 때부터 우유가 몸에 좋다는 말을 들으며 자랐다. 가정이나 학교에서도 거의 필수적으로 우유를 마신다. 하지만 우유가 누구에게나 맞는 것은 아니다. 동양인의 약 90퍼센트는 소장에서 락타아제(젖당분해효소)가 충분히 분비되지 않기 때문에 우유나 유제품을 소화하기 어렵다. 우유를 마시면 배가 부글부글하고 가스가 찬다거나 심지어는 알레르기를 일으키는 사람도 있다.

또한 우유에는 칼슘이 많이 함유되어 있으므로 여성의 골다공증을 예방하는 데 좋다고 생각하는 사람이 많다. 하지만 미국이나 영국, 스웨덴 등 골다공증 발병률이 높은 나라를 보면 하나같이 우유를 많이 마시는 나라다. 즉 **유제품은 칼슘을 섭취하는 데 최선의 식품은 아니다.** 우유는 매일 마시는 것보다는 가끔씩 카페오레로 만들어 먹는 정도로 그치는 것이 좋다.

그러나 칼슘은 뼈나 근육에 필요한 영양소이기 때문에 반드시 다른 식품으로 섭취해야 한다. 칼슘이 많이 함유된 식품은 부드러운 뼈를 그대로 먹을 수 있는 생선(정어리, 멸치, 꽁치 등), 짙은 녹색을 띠는 잎채소, 두부나 낫토, 녹미채, 해조류, 말린 무화과, 참깨 등이다.

유제품 중에서 요구르트는 발효식품으로 우리 몸에 잘 흡수되기 때문에 우유가 맞지 않는 사람이 먹으면 좋다.

12

미녀와 달걀의
끊을 수 없는 관계

BEAUTY

DIET

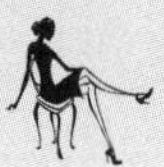

최근에는 콜레스테롤이 아예 들어 있지 않거나 적게 함유된 식품이 많이 나오고 있다. 젊고 날씬하다고 해도 콜레스테롤 수치가 높을 수 있기 때문에 여기에 신경 쓰는 사람도 많다.

어떤 사람은 "콜레스테롤 때문에 달걀을 먹지 않는다"고 말하기도 한다. 혹시 주변에 이런 사람이 있으면 "당신은 완전히 잘못 알고 있어요!"라고 말해주길 바란다.

달걀을 먹으면 콜레스테롤 수치가 올라간다는 것은 잘못된 상식이다. 최근의 연구에 따르면 달걀을 하루에 두 개씩 먹어도 지방이나 콜레스테롤 수치에 영향을 주지 않으며 오히려 개선될 수도 있다는 결과가 나왔다.

달걀은 강력한 미용 도구다. 피부나 근육을 만드는 우수한 단백질이 듬뿍 들어 있고, 피부를 아름답게 하고 눈의 노화를 막아주는 항산화물질이 함유되어 있으며, 머리카락을 윤기 있게 해주는 비타민과 미네랄이 풍부하다. 아침에 달걀을 두 개씩 먹었더니 체중이 줄었다는 데이터도 있다.

건강한 미녀가 되고 싶다면 달걀을 먹자. 요리 방법도 간단하고 구하기도 쉽다. 달걀을 살 때는 풀어놓고 키운 닭이 자연수정해서 낳은 것(친환경 달걀)을 고르도록 한다.

13

잘 알려지지 않은
아몬드의 진가

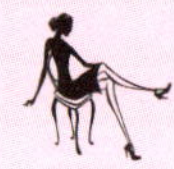

아몬드를 먹으면 다이어트에 도움이 된다는 연구 결과가 최근에 발표되었다. 다른 실험에서는 아몬드를 먹은 그룹의 62퍼센트가 체중이 줄었으며, 체지방률은 56퍼센트나 감소했고 허리 사이즈가 줄고 혈압도 떨어졌다.

아몬드가 다이어트에 효과가 있는 이유는 적은 양으로도 포만감을 느낄 수 있기 때문이다. **아몬드에 들어 있는 질 좋은 지방은 식후 2~3시간 동안 혈당치를 안정시켜준다. 따라서 우리 몸은 지방을 축적하는 것이 아니라 칼로리를 연소하게 된다.** 게다가 섬유질도 풍부해 우리 몸에 지방이 흡수되는 것을 억제한다. 즉 아몬드는 영양이 풍부한 천연 건강보조식품이라 할 수 있다.

또한 아몬드를 먹으면 혈액 순환이 잘되어 심장과 피부에도 좋은 영향을 미친다. 심장병을 예방해주는 강력한 항산화물질과 아르기닌이라는 아미노산이 혈관을 확장해 혈액 순환을 촉진하기 때문이다. 물론 아몬드 외에 다른 견과류를 먹어도 같은 효과를 기대할 수 있다. 구입할 때는 기름이나 소금으로 조미하지 않은 것을 고르도록 하자.

14

의식적으로
‘날것’을 먹는다

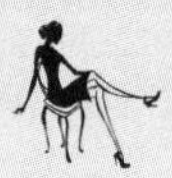

'샐러드라면 뭐든지 몸에 좋다'고 생각하는 것은 잘못됐지만, 이것이 '샐러드를 먹지 않아도 좋다'는 의미는 아니다. 샐러드가 좋은 이유는 채소를 익히지 않고 그대로 먹는 데 큰 의미가 있기 때문이다.

최근 미국이나 유럽에서는 '리빙 푸드(living food)'나 '로 푸드(raw food)' 스타일로 식사를 하는 사람이 많아졌다. 'living'과 'raw'는 각각 '살아 있는', '날것'이라는 의미로, 샐러드나 회처럼 식재료를 가열하지 않고 먹는 것을 말한다. 이처럼 식품을 날로 먹는 것이 좋은 이유는 '효소'라는 성분을 흡수할 수 있기 때문이다.

'효소'는 단백질로 만들어진 촉매로, 소화나 신진대사를 돕는 작용을 한다. 비타민, 미네랄과 마찬가지로 미용과 건강에 중요한 역할을 하지만 48도 이상으로 가열하면 파괴된다. 따라서 **날로 먹을 수 있는 식품은 가열하지 않고 효소를 그대로 먹는 것이 좋으며, 식사할 때는 이러한 식품을 가장 먼저 먹는다.** 물론 모든 식품을 날로 먹으라는 말은 아니다. 채소만 먹어서는 양도 부족하고 따뜻한 음식으로 대사를 원활하게 할 필요도 있다. 너무 한쪽으로 치우치지 말고 적당히 섞어서 먹는 것이 가장 이상적이다.

하지만 밤이나 겨울철에는 되도록 익혀 먹도록 한다. 특히 냉증이 있는 사람은 사시사철 따뜻한 음식을 자주 먹어주는 것이 좋다.

15

물을 제대로 마실 줄 알아야 미녀!

BEAUTY
DIET

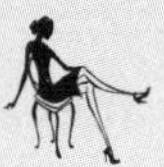

얼굴이나 손발이 자주 부어 고민인 사람이 많다. 확실히 부기는 아름다움에 역행하는 증상이다. 하지만 몸이 붓는 게 걱정돼 물을 적게 마시는 것은 완전히 잘못된 행동이다. 부기란 물을 많이 마셔서 생기는 증상이 아니기 때문이다.

아름다워지려면 수분을 제대로 섭취해야 한다. 한꺼번에 많이 마셔봤자 모두 흡수되는 것도 아니므로 **부지런히 자주 마시는 것이 중요하다.**

수분은 물로 섭취하는 것이 가장 좋지만 질릴 때는 레몬즙을 짜 넣거나 과즙 100퍼센트 사과주스를 소량 섞으면 색다른 맛을 느낄 수 있다. 레몬수는 우리 몸을 알칼리성으로 만들어준다. 녹차나 카페인이 적게 들어 있는 허브티, 감미료가 들어 있지 않은 주스도 어느 정도는 괜찮다.

하지만 **부기가 심각한 사람은 혈액 순환을 의심해볼 필요가 있다. 근육의 양이 부족해 신진대사가 원활하지 않거나 염분이나 당분을 지나치게 섭취하는 경우도 원인이 될 수 있다.** 이때는 걷기 같은 가벼운 유산소운동으로 신진대사를 활발히 하는 것이 좋다. 아로마 오일이나 림프 마사지도 우리 몸속의 수분을 골고루 분산시키므로 부기를 빼는 데 아주 효과적이다.

16

미녀는 비싼 화장품 대신 음식에 투자한다

BEAUTY DIET

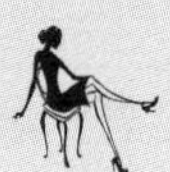

피부는 인상을 크게 좌우한다. 특히 나이가 들수록 피부는 더 많은 것을 말해준다. 어느 정도 나이가 되면 피부를 제대로 관리하느냐 못하느냐로 여성의 품격이 결정된다고 할 정도다.

하지만 피부는 단순히 우리 몸을 감싸고 있는 표면적인 것이 아니라 내장의 거울이다. **피부는 몸속에서 일어나는 것을 그대로 보여준다.** 기초 화장품을 피부에 발라도 대부분은 죽어 있는 가장 윗부분의 세포에만 도달한다. 건강하고 깨끗한 피부를 만들고 싶다면 진피층부터 케어를 해야 하므로 먹을 것으로 영양을 섭취하는 수밖에 없다.

우선 한 달 동안만 시험해보자. 영양을 충분히 흡수해서 서서히 완성된 피부는 쉽게 손상되지 않는다. **값비싼 화장품을 쓸 바에야 균형 잡힌 식사를 하는 편이 피부에 훨씬 좋다.** 무엇을 먹느냐 하는 것 못지않게 **'무엇을 먹지 않느냐'도 중요하다.** 아름다워지고 싶다면 오메가3 지방산이 많이 함유된 등 푸른 생선을 자주 먹고, 피부 트러블이나 세포 노화의 원흉인 트랜스지방산과 리놀산으로 대표되는 오메가6 지방산은 적게 섭취해야 한다. 그리고 아름다운 피부를 위해 균형 잡힌 식사를 하면 보너스로 내장까지 아름다워진다.

단, 영양을 충분히 섭취해도 스트레스를 많이 받거나 수면이 부족하면 노화 속도가 빨라지므로, 규칙적인 생활과 충분한 휴식도 필요하다는 것을 잊지 말자.

아름다운 피부를 원한다면 지방을 섭취해야 한다

BEAUTY

DIET

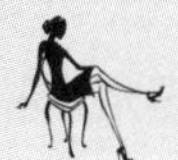

무리한 다이어트로 피부가 거칠어졌거나 피부가 건조해서 고민인 사람은 식사습관을 바꾸어야 한다. 식사가 바뀌면 몸속에서부터 변화가 시작된다. 아름다운 피부를 위해서는 수분 섭취만큼 중요한 것이 질 좋은 지방을 먹는 것이다.

지방에는 피부에 좋은 것과 나쁜 것이 있다. 피부에 좋은 지방은 아몬드나 아보카도, 올리브오일 같은 식물성 기름(오메가 9)과 등 푸른 생선에 많이 함유되어 있는 지방산(오메가 3)이다.

피부에 나쁜 지방 중에서 가장 대표적인 것은 가공식품에 많이 들어 있는 트랜스지방산이다. 육류나 유제품 등의 동물성 지방도 지나치게 섭취하면 피부 트러블의 원인이 된다. 하지만 식물성 기름이나 생선 지방은 세포막을 부드럽게 해서 촉촉한 피부로 만들어준다. 좋은 기름을 먹으면 윤기와 탄력이 생겨 살결이 매끈하고 고와진다. 이러한 피부는 수분만으로는 얻을 수 없다. 또한 질 좋은 기름은 식사로 섭취한 영양분이 몸에 쉽게 침투하도록 도와주기 때문에 피부의 칙칙함이 사라지고 투명감이 높아진다.

미스유니버스 최종 후보자들도 처음에는 기름을 먹으면 여드름이 생길까 봐 기름을 빼고 식사를 했다. 지방에 대해 완전히 잘못 알고 있었던 것이다. 하지만 일주일만 계속해보면 피부가 눈에 띄게 달라진다. 물론 최종 후보자들도 더 이상 기름을 먹지 않겠다는 이야기는 하지 않았다.

베이글과 커피 한 잔으로는 미녀가 될 수 없다

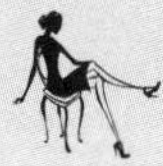

미용이나 다이어트에 신경을 쓰는 사람들이 쉽게 저지르는 실수가 있다. 칼로리 위주로 식사를 하기 때문에 고기나 생선을 멀리한다는 것이다. 카페나 레스토랑에 가보면 베이글과 간단한 샐러드에 카푸치노 같은 커피 한 잔으로 점심을 끝마치는 젊은 여성들을 쉽게 볼 수 있다. 하나같이 세련된 옷차림에 몸매가 날씬하다. 하지만 그런 여성들을 볼 때마다 안타깝기 그지없다. 다이어트도 하고 패션에도 신경을 쓰는 등 여러 가지 노력을 하고 있지만, 그런 식사를 유지해서는 절대 아름다워질 수가 없기 때문이다. 그녀들은 어째서 이것을 깨닫지 못하고 있을까?

머리카락과 피부는 단백질로 만들어진다. 그리고 육류와 생선은 최고의 단백질 공급원이다. 따라서 단백질을 섭취하지 않으면 아름다운 피부와 머리카락이 새롭게 만들어지지 않는다.

지방을 연소시키는 근육도 단백질로 이루어져 있다. **단백질이 부족하면 근육의 양이 줄어들기 때문에 지방이 연소되기 힘든 몸, 즉 살이 찌기 쉬운 체질이 된다.** 또한 근육과 뼈의 양이 줄어들면 노화가 빨리 진행된다. 냉증도 단백질이 부족할 경우 생길 수 있다. 근육은 열을 만들어내는데, 근육이 부족하면 몸이 차가워지기 때문이다.

건강한 미녀가 되고 싶다면 식사 때마다 적어도 손바닥 크기 정도의 육류나 생선을 먹는 것이 좋다. 달걀이나 두부 같은 식물성 단백질을 먹어도 상관없다.

19

아보카도는 먹는 화장품

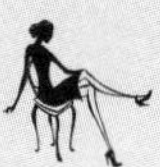

아보카도는 '숲에서 나는 버터'라고 불린다. 버터는 왠지 칼로리가 높을 것 같아 먹지 않는 사람이 있을 것이다. 그러나 **아보카도는 아름다워지고 싶은 여성이라면 반드시 먹어야 하는 슈퍼 푸드다.**

아보카도의 기름은 오메가9이라고 하는 질 좋은 지방산이다. 따라서 부드럽고 윤기 있는 피부를 유지하게 해준다. 또한 아보카도에는 비타민 E가 풍부하기 때문에 혈액이 말초까지 잘 순환된다. 혈액 순환이 제대로 되지 않으면 여성 질환을 일으킬 수 있으므로 여성은 특히 조심해야 한다. 반면에 혈액 순환이 원활해서 냉증이 개선되고 영양분이 우리 몸 구석구석까지 잘 전달되면, 피부가 투명해지고 머리카락에도 윤기가 흐른다.

아보카도에는 효소도 듬뿍 들어 있어 우리 몸의 여러 가지 작용을 돕는다. 또한 식이섬유도 풍부해 장 속 환경을 쾌적하게 만들어준다. 장이 깨끗하면 면역력이 높아져 몸도 건강해진다.

먹는 화장품이라고 해도 손색이 없는 아보카도는 한 번에 반 개 정도만 먹어도 충분히 효과를 발휘한다. 어패류를 먹을 때 샐러드로 곁들이거나 다진 마늘과 잘게 썬 토마토를 넣고 소스로 만드는 등 다양한 메뉴를 개발해 식사 때마다 먹는 것이 좋다. 구운 통호밀빵 위에 으깬 아보카도를 올리고 올리브오일과 소금후추를 뿌려 먹는 것도 미녀들이 즐겨 먹는 메뉴다.

20

무엇을 먹고 무엇을 먹지 않느냐로
주름과 기미의 수가 결정된다

BEAUTY

DIET

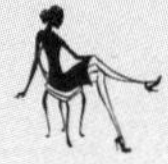

기미가 생기는 가장 큰 이유는 자외선이다. 햇볕을 받지 않는 것이 가장 좋은 방법이지만 이것은 현실적으로 무리가 있다. 따라서 멜라닌이 침착되지 않도록 자외선 차단제 등을 바르는데, **화장품보다 효과적인 것이 바로 항산화 성분이 함유된 식품을 많이 먹는 것이다.**

토마토의 리코펜, 당근의 베타카로틴 등의 항산화물질은 강한 자외선으로부터 자신을 보호하기 위해 존재하는 것이다. 따라서 이것을 먹으면 인간도 자외선에 대항하는 힘이 강해진다. 충분히 먹을 경우 혈중 항산화력이 10~25퍼센트나 상승하므로 미용 효과는 절대적이다.

같은 환경에서 생활하더라도 무엇을 먹느냐에 따라 기미투성이가 될 수도 있고 기미가 생기지 않을 수도 있다면, 한 끼 식사라도 소홀히 할 수 없다. 주름도 마찬가지다. 질 좋은 지방과 단백질을 먹으면 주름이 잘 생기지 않는다.

하지만 좋은 식품을 먹고 주름과 기미를 예방하는 것보다 더 효과적이고 중요한 식습관은 주름과 기미의 원인이 되는 식품을 먹지 않는 것이다. **백설탕이나 정제된 곡물, 트랜스지방산 등을 지나치게 섭취하면 노화가 가속되어 주름과 기미가 생긴다.** 즉 장기적으로 보면 '무엇을 먹지 않느냐'가 '무엇을 먹느냐'보다 더 큰 차이를 만들어낸다고 할 수 있다.

21

흰 설탕의 마력은
마약만큼이나 위험하다

BEAUTY

DIET

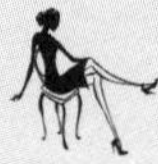

우리는 술이나 담배가 건강에 얼마나 해로운지 잘 알고 있다. 그런데 설탕에 대해서는 비만을 일으키는 요인 정도로만 이해하고 있는 것 같다. 하지만 설탕의 무서운 점은 '비만'에만 있지 않다. 흰 설탕은 상상 이상으로 미용과 건강을 해치는 식품이다. **살을 쉽게 찌게 할 뿐 아니라 피부 트러블과 노화를 가속하는 데도 깊이 관여하고 있기 때문이다.**

혈당치가 급격하게 올라가면 인슐린이라는 물질이 분비되어 혈액 속의 포도당의 양을 일정하게 유지시키려고 한다. 따라서 상승한 혈당치는 즉시 떨어지고, 그러면 다시 무엇인가가 먹고 싶어지는 악순환이 반복되어 살이 쉽게 찌는 체질이 된다. 그리고 근육의 내부에서는 수분을 끌어당겨 몸이 쉽게 붓는다.

햇볕에 거의 노출되지도 않았는데 기미가 생겼다면 설탕을 지나치게 섭취했기 때문일 수도 있다. 설탕(당분)이 몸속에서 단백질과 결합하면 주름의 원인이 되기도 한다. 무엇보다 무서운 사실은 설탕의 중독성이 아주 강하다는 점이다. 원숭이를 대상으로 설탕과 마약의 중독성을 비교해보았더니 설탕의 중독성이 훨씬 강했다는 실험 결과가 나왔다. 백설탕이나 그래뉼러당(결정 입자를 가장 작게 정제한 설탕-옮긴이)처럼 **정제된 설탕을 계속 먹으면 몸이 자꾸 단맛을 원하게 된다.** 특히 여성은 호르몬의 영향으로 단맛에 끌리게 되어 있다. 따라서 억지로 외면하고 참는 것보다 단맛과 잘 사귀는 요령이 필요하다.

22

미녀의 간식은 다크초콜릿

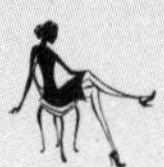

단것을 먹으면 왠지 일상이 풍요롭게 느껴진다. 따라서 무조건 단것을 금하는 것은 좋은 방법이 아니다. 간식의 종류를 조금 바꾸면 단것을 포기하지 않고도 건강한 미녀가 될 수 있다.

뭔가 단것이 먹고 싶을 때는 말린 과일과 카카오가 70퍼센트 이상 함유된 다크초콜릿을 먹는 것이 좋다. 이 식품들은 항산화물질과 식이섬유가 풍부하고 먹어도 혈당치가 급격하게 올라가지 않는다. 또한 견과류와 말린 과일을 같이 먹으면 배도 든든하다. **카카오가 듬뿍 들어간 다크초콜릿이나 말린 과일은 많이 먹지 않아도 쉽게 포만감을 느낄 수 있다.** 나는 미스유니버스 최종 후보자들에게도 이것을 항상 가지고 다니라고 말한다. 뭔가 단것이 당길 때 바로 손에 들어오지 않으면 몸에 나쁜 것으로 대신할 수 있기 때문이다.

그다음으로 추천하고 싶은 것은 과일, 고구마, 밤이다. 이 식품들도 항산화물질과 식이섬유가 풍부하며, 특히 밤에는 단백질이 함유되어 있어 혈당치가 잘 올라가지 않는다.

하지만 도저히 참을 수 없을 정도로 단것이 먹고 싶다면 가끔은 먹어주는 것이 좋다. 욕구를 어느 정도 충족시켜주지 못하면 오래 지속할 수 없기 때문이다. 다만 단것을 먹을 때는 식후에 바로 먹거나, 혈당치 상승을 억제하는 효과가 있는 아몬드를 다섯 개 정도 먹은 뒤에 먹도록 한다.

23

몸이 찬 여성은
미녀가 되기 힘들다

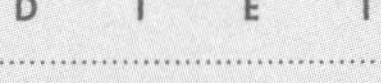

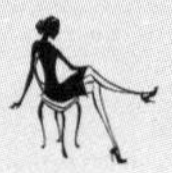

요즘에는 냉증으로 고생하는 젊은 여성이 많다. 냉증은 미용의 큰 적이다. 아무리 좋은 식사로 영양분을 섭취하더라도 혈액 순환이 제대로 되지 않으면 피부까지 영양분이 충분히 공급되지 않는다. 모처럼의 노력이 허사가 되는 것이다. **다이어트를 할 때도 몸이 차면 지방이 연소되지 않는다.**

냉증을 개선하려면 우선 단백질을 제대로 섭취해야 한다. 근육이 붙을 뿐만 아니라 단백질을 소화할 때 열이 발생하기 때문에 몸이 따뜻해진다. 냉증을 없애는 데 가장 효과가 있는 것은 생강으로, 홍차나 수프 등에 넣어 먹으면 별다른 조리를 할 필요가 없다. 특히 아침에 몸을 따뜻하게 해주는 식품을 먹으면 하루 종일 체온이 올라간 상태에서 활동할 수 있다.

혈액 순환을 원활하게 하는 것도 중요하다. 질 좋은 지방은 혈액 순환을 촉진하는 데 도움이 된다. 운동은 과격하게 할 필요 없이 걷기나 가벼운 체조로 충분하다. 여기에 한 가지 추천하고 싶은 것은 자기 전에 바닥에 누워 두 다리를 벽에 수직으로 걸쳐 세우고 10분 정도 느긋하게 시간을 보내는 것이다. 이것은 부기를 없애는 데도 효과적이다.

브러시로 몸 전체를 마사지하거나 미니 트램펄린을 이용한 운동도 혈액 순환에 도움이 된다. 샤워를 할 때는 마지막에 냉온샤워 요법으로 마무리한다. 냉수샤워와 온수샤워를 번갈아가며 다리에 5세트씩 실시해주면, 림프의 순환도 촉진되고 노폐물도 쉽게 배출된다.

24

아름다움의 품격은
머리끝과 손끝에 나타난다

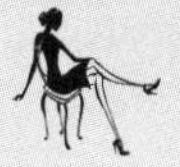

여성이 가지고 있는 아름다움의 품격은 머리끝과 손끝에서 흘러나온다. 서양인은 동양인의 검은 머리에 요염함과 신비로움을 느끼고 거기에 이끌린다. 그러나 최근에는 창창한 나이인데도 머리카락이 빠지거나 푸석한 머릿결 때문에 고민하는 여성이 많다. 스트레스와 불규칙한 생활이 원인일 것이다. 하지만 식사를 개선하면 풍성하고 윤기 흐르는 머릿결을 되찾을 수 있다.

머리카락이나 손톱은 단백질로 이루어져 있다. 따라서 질 좋은 단백질을 충분히 먹는 것이 기본이다. 그다음에 중요한 것이 미네랄인 아연을 많이 섭취하는 것이다. 아연은 굴, 아보카도, 잎새버섯, 구운 김, 호박씨 등에 많이 들어 있다. 굴은 단백질도 함께 섭취할 수 있어 일석이조다. 호박씨는 간식으로 가볍게 먹을 수 있으므로 가방 속에 늘 넣어 다니면 좋다. 또한 아연을 먹으면 미각이 예민해지므로 간이 담백해도 맛을 충분히 즐길 수 있게 된다.

새치나 흰 머리카락에는 참깨가 효과적이다. 참깨에는 혈액 순환을 도와주는 비타민 E와 노화를 방지해주는 항산화물질이 듬뿍 들어 있다. 참깨 껍질은 딱딱해서 소화가 잘되지 않으므로 참깨페이스트(갈아서 갠 것)로 만들거나 갈아서 먹도록 한다.

머리카락은 피부보다 더 끝부분에 있으므로 식사 효과를 바로 느끼기는 힘들겠지만, 꾸준히 계속하다 보면 놀라운 결과를 실감할 수 있을 것이다.

25

식후의 영양보조제로
더욱 아름답게!

BEAUTY

DIET

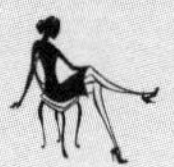

영양소는 식사로 섭취하는 것이 가장 좋다. 그러나 40년 전과 비교하면 채소에 함유된 영양소는 무려 절반으로 줄어들었다. 예전과 같은 양의 영양분을 섭취하려면 두 배를 먹어야 하지만, 우리 몸이 그것을 다 소화하기는 힘들다. 따라서 영양보조제로 부족한 영양분을 보완할 필요가 있다.

영양보조제는 식사 후에 먹는 것이 가장 효과적이다. 코엔자임Q10처럼 지방분이 없으면 흡수되지 않는 것이 있기 때문이다. **영양보조제와 커피 한 잔으로 아침식사를 대신하는 것은 오히려 효과를 반감시킬 뿐이다.** 영양보조제를 고를 때는 원재료를 확인하여 당분이 들어 있는 것은 피한다.

어떤 영양보조제가 좋은지는 한마디로 정리하기가 힘들지만, 내가 권하고 싶은 것은 DHA와 EPA다. DHA와 EPA는 등 푸른 생선에 많이 함유되어 있는 오메가 3 지방산이다. EPA는 혈액 순환을 원활히 해주고, DHA는 뇌기능을 유지하는 데 도움이 된다. 물론 식사로 섭취하는 것이 가장 좋지만 현대인에게는 부족하기 쉬운 지방산이므로 영양보조제로 보충하는 것이 좋다. 나는 이 외에도 종합비타민을 복용하고 있다. 감기에 걸렸을 때는 면역력을 높여주는 비타민 C와 올리브 잎 진액을 먹는다. 구내염이나 뾰루지가 생겼을 때는 비타민 B를 복용한다.

26

날씬한 몸매를 위해서도 좋은 지방이 필요하다

BEAUTY

DIET

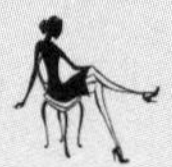

지방에는 우리 몸을 아름답게 해주는 지방과 아름다움을 빼앗아가는 지방이 있다. 정리하자면 **식물성 기름과 생선 지방은 OK, 트랜스지방산은 NEVER, 육류와 유제품에 함유된 동물성 지방은 NG!**이다. 우리 몸에 질 좋은 지방이 부족해지면 세포막이 딱딱해져 영양분이 제대로 흡수되지 않기 때문에 몸의 각 기관이 정상적으로 움직이지 않는다. 반면에 좋은 지방을 섭취하면 염증이 억제되고 노화가 방지되며 살도 잘 찌지 않는다. 날씬한 몸매를 위해서는 칼로리만 신경 써서는 안 되는 것이다.

특별히 주의를 기울여야 하는 것은 식물성 지방이다. 식물성이라고 뭐든지 몸에 좋은 것은 아니기 때문이다. 불포화지방산에는 '오메가 3', '오메가 6', '오메가 9'이 있다. 이 중에서 필수지방산으로 불리는 오메가 3와 오메가 6는 균형 있게 섭취해야 한다. 오메가 6는 면실유, 해바라기씨 기름, 옥수수기름 등에 많은데, 현대인은 과잉 섭취하고 있다. 따라서 섭취량을 줄여야 한다. 반면에 오메가 3는 현대인에게 부족하기 쉬우므로 의식적으로 많이 먹도록 노력한다. 고등어, 꽁치, 정어리 같은 등 푸른 생선과 연어, 참치, 방어, 아마인유(식물성 기름), 호두 등에 많이 들어 있다. 아마인유는 열에 약하므로 샐러드드레싱 등에 그대로 사용한다. 올리브오일, 아보카도, 아몬드 등에 함유되어 있는 오메가 9은 나쁜 콜레스테롤을 줄여주고 좋은 콜레스테롤을 늘려주며, 미용 효과도 탁월해 충분히 먹는 것이 좋다.

27

식사를 걸러봤자
좋은 것 하나 없다

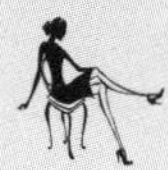

살을 빼려고 일부러 식사를 거르는 여성이 많다. 하지만 이것은 올바른 다이어트 방법이 아니다. 최종 후보자로 선발된 여성들도 마찬가지였는데, 이런 습관은 오히려 살이 찌기 쉬운 체질로 만든다.

오랫동안 위장이 비어 있다가 식사를 하면 우리 몸은 먹은 것을 지방으로 바꿔 축적하려고 한다. 똑같은 식사를 해도 살이 쉽게 찌는 것이다. 그리고 **식사량을 지나치게 줄이면 연비가 나쁜 몸, 즉 지방이 연소하지 않는 몸이 되어 지방이 계속 쌓인다.** 다이어트가 잘되는 몸이란 지방이 쌓이지 않고 쉽게 연소하는 몸이다.

규칙적으로 하루 세끼를 챙겨 먹는 것이 가장 바람직하지만, 이것이 힘들다면 아침식사만이라도 꼭 하도록 노력해보자. 아침은 지방이 잘 연소되는 몸으로 만들기에 가장 좋은 시간이다.

이상적인 식단은 탄수화물과 단백질, 약간의 지방이면 충분하다. 지방과 단백질로 포만감을 쉽게 느낄 수 있기 때문에 적게 먹어도 배가 든든하다. 밥 대신에 견과류와 과일을 넣은 요구르트나 오트밀 등의 탄수화물, 두유와 과일로 구성된 메뉴도 좋다.

흰 빵에 잼을 발라 먹는 식사는 미용을 위해서도 좋지 않으므로 피하도록 하자.

28

칼로리만으로는 진실이 보이지 않는다

BEAUTY

DIET

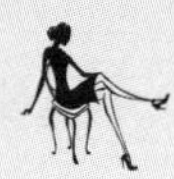

다이어트를 할 때 가장 신경을 쓰게 되는 것이 칼로리다. 그렇다면 우동과 메밀국수 중에서 어느 쪽이 더 칼로리가 높고, 살이 찌기 쉬울까?

살이 찌지 않고 쉽게 노화되지 않는 체질이 되려면 칼로리뿐만 아니라 혈당치 조절이 중요하다. 혈당치가 올라가면 인슐린이 분비되어 살이 쉽게 찌거나 혈관이 손상될 수 있다. 혈당이 급상승했다가 급격히 떨어지면 다시 혈당치를 높이기 위해 배가 고프다는 신호를 보낸다.

혈당치를 상승시키는 성질이 어느 정도인지를 숫자로 나타낸 것이 혈당지수, 즉 GI(Glycemic Index)인데, 이 수치가 높을수록 혈당치를 상승시킬 위험이 크다고 판단한다. 정제된 곡물이나 설탕은 정제되지 않은 곡물이나 설탕에 비해 GI가 훨씬 높다.

정제된 밀가루는 메밀가루보다 GI가 높다. 즉 같은 양일 경우 우동은 메밀국수에 비해 칼로리는 낮지만 GI가 높기 때문에 메밀국수보다 쉽게 살이 찐다. 따라서 칼로리만으로는 진실을 알기 어렵다. **GI가 낮은 식품을 먹는 것도 미녀가 되는 비결임을 잊지 말자.**

채소는 GI가 낮은 것이 많지만 당근, 호박, 감자류는 GI가 높다. 설탕보다 메이플시럽이나 꿀이 GI가 낮다. 감미료 중에는 아가베선인장을 농축해서 만든 아가베시럽의 GI가 가장 낮다. GI가 높은 식품을 먹을 때는 아몬드나 식초 또는 레몬을 같이 먹으면 혈당치 상승을 약간은 억제할 수 있다.

29

탄수화물 없이는
건강한 미녀가 될 수 없다

B E A U T Y

D I E T

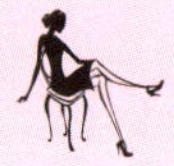

탄수화물을 먹지 않거나 당질을 제한하는 다이어트가 유행하고 있다. 이것은 밥이나 빵, 파스타 종류를 제외하면 얼마든지 먹어도 된다고 하는 다이어트법이다. 하지만 나는 바람직하지 않은 방법이라고 생각한다. 겉보기에는 날씬하게 보여도 사실은 건강한 아름다움이 아니기 때문이다.

물론 흰 설탕이나 정제된 곡물은 많이 먹으면 혈당치가 급격히 상승하므로 다이어트나 미용에는 치명적이다. 그러나 탄수화물을 전혀 섭취하지 않으면 포만감을 느낄 수 없기 때문에 과식을 하게 된다. 탄수화물을 충분히 섭취하면 뇌에서 세로토닌이라는 화학물질이 분비되어 식후에 포만감을 느끼게 된다.

특히 정제하지 않은 탄수화물은 비타민, 미네랄, 식이섬유를 함유해 우리 몸의 기능을 끌어올려주기 때문에 다이어트나 피부미용에 효과가 있다. 또한 탄수화물을 섭취하지 않는 대신 그만큼 단백질을 더 먹게 되면, 소화하고 흡수하는 데 효소와 비타민이 더 많이 사용되므로 피부까지 영양분이 제대로 공급되지 않는다. 따라서 탄수화물은 어느 정도 섭취해주어야 한다.

다이어트와 미용에 효과적인 방법은 정제하지 않은 탄수화물을 적당히 먹고 포만감을 느끼면서 균형 있게 식사를 하는 것이다(적당한 기준은 155쪽 참조).

30

저지방·무지방은
살이 찌지 않는다?

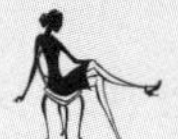

최근 몇 년 사이에 저지방이나 무지방, 무설탕 식품이 상당히 늘어났다. 많은 사람들이 '어차피 먹을 바에는 살이 찌지 않는 것이 좋다'고 생각해 이러한 식품을 고른다. 하지만 안타깝게도 저지방, 무지방, 무설탕 식품을 먹는다고 살이 안 찌는 것은 아니다. 아니, 오히려 살이 찌는 경우도 있다. 저지방·무지방이 칼로리가 낮다는 의미는 아니기 때문이다.

이러한 상품의 원재료를 살펴보면, 대부분 설탕이나 인공감미료가 많이 들어 있어 다른 일반 상품과 칼로리가 거의 비슷하다. 칼로리가 낮더라도 저지방·무지방 식품은 같은 양을 먹어도 포만감이 제대로 느껴지지 않아 과식을 하게 된다.

반면에 지방이나 질 좋은 탄수화물은 적은 양으로도 포만감을 주기 때문에 과식할 염려가 없다.

연구에 따르면 아스파탐이나 그 외의 인공감미료는 뇌가 식후 포만감을 느끼게 하는 화학물질을 분비하지 못하도록 방해한다고 한다. 포만감을 느끼지 못하므로 과식을 하게 되는 것이다. 그 결과 과식이 과식을 낳는 악순환이 계속된다. 따라서 칼로리나 광고에 휘둘리지 말고 원재료를 확인해서 현명하게 상품을 선택하도록 하자.

31

소프트드링크는 설탕 덩어리

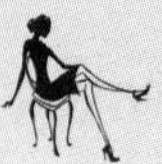

새로운 계절이 되면 편의점마다 눈길을 끄는 신상품이 등장한다. 처음 본 상품은 일단 맛부터 볼 일. 그 중에서도 칼로리 제로나 무설탕 음료가 눈에 뜨이면 자신도 모르게 손에 들고 계산대로 향한다. 하지만 진정한 미녀가 되고 싶다면, 칼로리 이전에 원재료를 확인해봐야 한다. 설탕이나 포도당이 가장 위에 적혀 있다면 즉시 그 제품을 내려놓는 것이 좋다.

원재료는 함유량이 가장 많은 것부터 표시된다. 찬 식품은 단맛이 덜 느껴지기 때문에 설탕이 많이 들어가지 않았다고 생각하기 쉽지만, 우리가 느끼는 단맛과 설탕의 양은 일치하지 않는 경우가 많다. **보통 500밀리리터 스포츠드링크 한 병에 스틱슈거 3개 분량의 설탕이 녹아 있다. 콜라 350밀리리터에 들어 있는 설탕의 양은 무려 10큰술이나 된다.** 물론 이때 쓰이는 설탕은 백설탕이다. 액체 상태의 설탕은 흡수가 더 잘되기 때문에 혈당치는 마치 제트코스트처럼 급격하게 올라간다.

칼로리 제로나 무설탕 음료는 괜찮다고 생각하겠지만 오히려 더 나쁜 경우도 있다. 원재료를 확인해보고 화학적으로 합성한 인공감미료보다는 스테비아 같은 천연감미료를 사용한 음료수를 고르도록 한다. 하지만 소프트드링크는 아무래도 감미료가 들어갈 수밖에 없으므로 물이나 차 종류를 마시는 것이 가장 좋다.

32

체중보다
더 중요한 것

B E A U T Y

D I E T

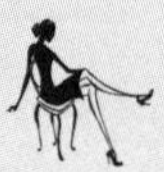

자신이 왜 살을 빼기로 마음먹게 되었는지 곰곰이 생각해보자. 단순히 체중이나 사이즈 때문에 다이어트를 결심했다면 당신의 사고방식은 구식이다.

예를 들어 비만도 측정 기준인 BMI(체질량 지수)는 체중과 신장으로 산출하므로 체중만 고려하는 것보다 정확해 보인다. 그러나 지방보다 근육이 무겁기 때문에 근육질인 사람의 비만도가 높게 나온다. 즉 BMI는 체지방과 근육을 구별하지 못한다는 문제가 있다.

체지방률도 마찬가지다. 몸이 부어 있으면 근육 속의 수분도 근육으로 측정되므로 실제 값과는 다르게 나오는 경우가 있다.

이처럼 우리 몸은 수치만으로는 제대로 판단할 수 없다. 세계 각국의 미스유니버스 대표들을 보면서 나는 체중이나 사이즈보다 더 신경 써야 할 것이 있음을 절실히 깨달았다. 이 사실을 많은 여성들에게도 알려주고 싶었다. 요즘 여성들은 **날씬하게 보여도 탄탄한 느낌은 들지 않는다.** 근육이 부족해 몸에 탄력이 없고 푸석한 데다 부기까지 있다. 이 때문에 건강미나 날렵함이 느껴지지 않는다. 이러한 점이 그녀들의 아름다움을 앗아가고 있는 것이다. 이런 여성들에게 필요한 것은 **체중을 줄이거나 다이어트를 하는 것이 아니라, 림프 마사지나 근육운동**이다. 거울 앞에 서서 자신의 몸을 좀 더 객관적으로 살펴보는 것부터 시작하자.

33

빈약한 상반신은 세계 기준이 아니다

BEAUTY

DIET

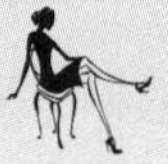

동양 여성들에게 자신의 몸에서 가장 마음에 안 드는 부분이 어디냐고 물으면 대부분 '엉덩이'나 '허벅지'라고 대답한다. 동양인이 서양인에 비해 골반이 옆으로 퍼져 있는 것은 사실이다. 미스유니버스에 출전할 최종 후보자들도 하반신 트레이닝을 해야 하는 경우가 있다. 하지만 서양인의 눈에는 하반신 이상으로 신경 쓰이는 부분이 있다.

바로 빈약한 상반신이다. 여성스러움이나 섹시함과는 거리가 멀어 마치 성숙하지 않은 소녀를 보는 듯하다. 세계 각국의 미스유니버스 대표를 보면 상반신이나 허리가 날씬하기는 해도 깡마른 사람은 없다. 빼빼 마른 것과 탄탄하면서 날씬한 것은 전혀 다르다.

미녀의 세계 기준에서 건강미는 중요한 요소다. '마른 여성이 아름답다'는 착각에서 벗어나 글로벌 시대답게 세계 기준에 눈높이를 맞추자.

그러기 위해서는 어깨와 팔, 배 등을 단련하는 상반신 운동이 필요하다. 빈약한 상반신에서 졸업하면 하반신이 두드러지게 보이는 일도 없으므로 몸매에 자신감이 생긴다. 물론 어깨를 펴고 자세를 바르게 하는 것도 잊지 말아야 한다.

34

안 먹는 것은
진짜 다이어트가 아니다

B E A U T Y

D I E T

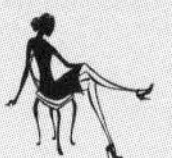

쇼핑가의 카페나 레스토랑에서 점심을 먹고 있는 여성들을 보면 가끔 걱정이 된다. 하나같이 세련된 미인들이지만 "그걸로 식사 끝인가요?"라고 묻고 싶을 정도로 식사량이 적다. **먹지 않는 것이 오히려 다이어트에 역효과**라는 사실을 모르고 있기 때문일 것이다.

지방을 연소하는 것은 근육이다. 그리고 단백질을 충분히 섭취하지 않으면 근육이 제대로 유지되지 않는다. 지금 당장은 살이 안 찌겠지만 5년 정도 지나면 지방이 전혀 연소되지 않는 체질이 되어 쉽게 살이 찌게 된다. 또한 탄수화물을 섭취하지 않으면 몸이 기아 상태가 되어 먹은 것을 지방으로 축적하려고 한다. 지방이 잘 연소되지 않고 지방을 쌓으려고만 하는 몸이 되는 것이다.

나는 미스유니버스 후보자들에게 식사요법을 지도할 때 끼니는 절대 거르지 않고 항상 일정한 양과 질을 유지할 것을 미리 다짐받는다. 적어도 한 끼 식사에서 '손바닥 분량의 단백질과 손바닥 두 배 분량의 곡류와 채소, 그리고 소량의 지방'을 섭취하는 것이 좋다. 식사량이 많아도 영양 균형만 맞으면 비만이 되지 않는다. 지나친 소식이 정말 무서운 것은 살이 찐다는 점 때문이다.

35

노화의 적은
산화와 염증

BEAUTY

DIET

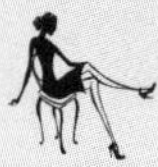

노화의 여러 가지 원인 중에서 가장 주범으로 꼽히는 것은 산화다. 산화란 활성산소가 세포를 손상시키는 것으로, 녹슨다고 표현하기도 한다. 산화의 원인은 자외선, 과도한 운동, 담배, 스트레스, 수면 부족 등을 들 수 있다. 따라서 채소나 과일에 들어 있는 항산화물질을 섭취하면 노화 속도를 어느 정도 늦출 수 있다.

노화를 가속시키는 또 한 가지 원인은 '염증'이다. 예를 들어 염좌로 부풀어 오르는 것은 그 부위에 염증이 생겼기 때문인데, 이러한 증상이 세포에서 일어나면 노화가 진행된다. **염증은 정제된 설탕이나 탄수화물, 트랜스지방산, 유제품 등을 과다 섭취했을 때 쉽게 일어난다.** 특히 설탕은 몸속에서 단백질과 결합하면 푸딩의 캐러멜 같은 상태가 되어 피부 탄력이 떨어지고 주름이 생기는 원인이 된다. 따라서 정제된 설탕이나 탄수화물을 먹지 않는 것이 가장 좋은 예방책이다.

염증을 방지하는 또 한 가지 방법은 항염증 작용이 있는 식품을 먹는 것이다. 오메가3 지방산이나 과일과 채소에 함유된 항산화물질, 녹차는 항염증 작용에 특히 효과가 있다.

적의 실체를 알고 확실한 대책을 세운다면 5년 후 당신의 몸은 눈에 띄게 달라져 있을 것이다.

36

연어는
최고의 노화 방지 식품

BEAUTY

DIET

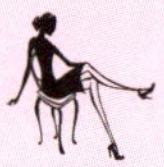

연어가 미용과 건강에 얼마나 효과가 있는지 모르는 사람이 많은 것 같다. 미국에서는 '노화 방지에 효과가 있는 슈퍼 푸드 20'에 연어가 선정될 정도로 효과를 인정받고 있다.

연어에 들어 있는 아스타크산틴이라는 항산화물질은 피부 노화와 주름을 방지하는 효과가 있다. 또한 면역력을 높이고 동맥경화와 암을 예방하는 작용도 한다. 미용뿐 아니라 건강에도 도움이 되므로, 그야말로 일석이조의 효과가 있는 식품이다.

나이가 들어 보이는 얼굴이나 몸매란 어떤 것일까? 실제로 몸무게보다 중요한 것이 겉모습이다. 즉 불어난 체중보다 탄력 없는 얼굴이나 축 늘어진 몸매가 더 나이 들어 보이게 한다.

그런데 연어는 여기에도 탁월한 효과가 있다. **신경전달물질의 원료이자 근육을 탄력 있게 만들어주는 'DMAE'라는 물질이 들어 있어, 나이가 들면서 처지고 탄력을 잃어가는 근육을 몸속에서 지탱해주기 때문이다.**

이처럼 연어는 피부, 내장, 겉모습 등 우리 몸의 모든 부분에 찾아오는 노화 현상을 방지해주므로, 상비식품으로 갖추어두고 자주 먹는 것이 좋다.

37

호두와 블루베리로
뇌도 안티에이징!

BEAUTY DIET

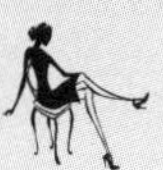

뇌는 우리 몸의 사령탑이다. 뇌가 노화하면 몸의 기능도 떨어진다. 몸이 아무리 젊다 해도 뇌가 노화하면 뇌가 담당하는 정서나 의식 작용도 쇠약해져 활기차게 활동할 수가 없다. 따라서 인생을 풍요롭고 즐겁게 보내기 위해서는 뇌가 건강하고 젊어야 한다.

뇌를 젊게 유지한다고 하면 뇌 트레이닝 같은 훈련을 떠올리기 쉽지만 음식 섭취로도 충분히 가능하다. 뇌의 노화를 방지하는 식품으로는 견과류와 블루베리가 있다. 견과류 중에서는 특히 호두가 효과적인데, 뇌뿐만 아니라 피부도 젊게 유지한다.

호두는 뇌와 비슷하게 생겼다고 해서 브레인 푸드라고 불리기도 한다. 호두가 뇌에 좋다는 것은 호두에 들어 있는 오메가 3라는 지방산이 뇌의 활동을 촉진하기 때문이다. 치매에 걸린 사람의 뇌는 오메가 3 성분이 보통 사람의 절반밖에 되지 않는다는 데이터도 있다. 하지만 오메가 3는 병에 걸리지 않아도 나이가 들면서 점점 줄어들기 때문에 반드시 보충해야 한다.

등 푸른 생선의 지방도 오메가 3 지방산이므로 뇌 건강에 좋으며, 허브 중에서 로즈메리는 뇌를 활성화시킨다. 이러한 식품으로 다양한 메뉴를 짜서 항상 뇌를 젊게 유지하고 활기차고 즐겁게 생활하도록 하자.

38

바삭바삭하고 말랑말랑한 것은
안티에이징 최대의 적!

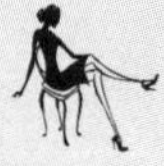

요즘에 시판되는 과자나 빵은 입에서 살살 녹을 정도로 부드럽고 맛있다. 줄을 서서라도 사고 싶을 만큼 군침 돌게 하는 간식거리가 여기저기서 우리를 유혹하고 있는 것이다. 하지만 이처럼 말랑말랑하고 촉촉한 식감은 노화 방지에 가장 위험한 적이다. 이 적의 이름이 바로 '트랜스지방산'이다.

트랜스지방산은 노화를 촉진할 뿐 아니라 지나치게 섭취하면 심장질환까지 일으킬 수 있다. 이 때문에 뉴욕 시에서는 2006년 12월부터 외식산업에서 트랜스지방산의 사용을 제한했으며, 캘리포니아 주에서는 2008년 여름부터 완전히 금지하고 있다.

트랜스지방산은 식물성 기름으로 음식을 튀길 때 발생하기도 하며, 마가린과 쇼트닝, 그리고 이것을 사용한 가공식품에도 많이 들어 있다. 마가린은 버터보다 칼로리가 낮기 때문에 몸에 좋다고 착각하는 사람도 있는데, 마가린보다는 적은 양의 버터를 먹는 편이 훨씬 낫다. 커피에 넣어 먹는 크림도 대부분 트랜스지방산이 함유되어 있으므로 우유로 대신하는 것이 좋다.

한편 트랜스지방산은 음식을 바삭바삭하게도 해주는데, 대표적인 것이 패스트푸드의 단골메뉴인 감자튀김이다. 또한 튀김에 한 번 사용한 기름은 산화가 진행되어 노화를 가속시키므로 다시 사용하지 않는 것이 좋다.

39

아이스크림은
노화를 진행시키는 작은 악마

BEAUTY

DIET

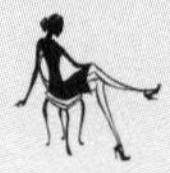

여름만 되면 살이 찐다는 사람은 아이스크림을 먼저 의심해보자. 입 안에서 사르르 녹는 달콤한 맛이 우리 마음까지 부드럽게 녹여, 정신을 차려보면 어느새 허리 사이즈가 늘어 있고 턱이 두툼해져 있다. 아이스크림은 체중에만 영향을 미치는 식품이 아니다. 아이스크림의 진짜 정체는 우리의 몸을 노화로 이끄는 악마다.

우선 아이스크림 속에 들어 있는 설탕을 생각해보자. **온도가 낮으면 단맛을 느끼기 힘들기 때문에 단맛의 정도가 같더라도 케이크보다 아이스크림에 설탕이 훨씬 많이 들어 있다.** 게다가 아이스크림은 입에서 녹은 후 액체 상태로 몸속에 들어가기 때문에 흡수가 빨라 고체 형태의 식품보다 혈당치를 급속히 상승시킨다.

또한 아이스크림에는 우유나 유제품이 사용되므로 노화의 원인인 염증이 쉽게 일어난다. 뿐만 아니라 부드러운 맛을 내는 트랜스지방산도 듬뿍 들어 있다. 더 무서운 것은 **설탕과 지방이 결합하면 체내의 노화시계가 더욱 빨라진다는 점이다.** 목욕 후에 아이스크림을 먹는 습관이 있다면 몸이 금세 열 살은 늙어버릴 것이다.

아이스크림이 먹고 싶어 도저히 못 견딜 때는 생크림 같은 유제품이 들어가지 않은 종류를 먹는다. 꿀이나 두유, 과일, 카카오 등으로 직접 만들어 먹으면 가장 좋겠지만 그게 어렵다면 안심할 수 있는 재료를 사용하는 레스토랑에서 식후에 조금만 먹는 정도로 그치자.

40

담배는
즉시 끊는다!

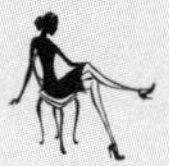

영양을 충분히 섭취한다 해도 그것을 단숨에 허사로 만들어버리는 것이 있다. 바로 담배다. 예를 들어 설탕이 많이 들어간 식품은 먹지 않는 것이 가장 좋지만, 먹는 방법이나 시간을 조절하면 어느 정도 피해를 줄일 수 있다. 그러나 담배는 파괴된 비타민 C를 보충하는 것 외에는 별다른 대응책이 없다. 몸을 상하게 하는 요인이 훨씬 많기 때문이다.

담배는 몸속에서 수천 종류나 되는 유해 화학물질을 합성한다. 이 유해물질은 혈중에 활성산소를 늘려 노화를 촉진하고 혈관을 수축시켜 혈액 순환을 방해한다. 따라서 피부에 생기가 없어지고 투명도가 떨어지며 기미나 주름이 생긴다. **담배를 피운다는 것은 채소나 과일로 항산화물질을 아무리 섭취해도 낫지 않는 무수한 상처를 세포에 만들고 있는 상태다.** 그로 인한 영향은 2, 3년 안에 반드시 나타난다.

그런데 이렇게 몸에 해로운 담배를 끊어야 한다고 생각하면서도 그것을 실행하지 못하는 이유는 무엇일까? 금연의 첫 번째 원칙은 담배를 피우게 하는 원인을 제거하는 것이다. 스트레스 때문에 담배를 피우고 있다면, 그 스트레스의 원인을 뿌리 뽑아야 한다. 금연에 도움이 되는 의학요법이나 제품도 많으므로 이러한 방법을 잘 이용해서 하루에 피우는 담배 양을 단계적으로 줄여나가자. 담배를 끊으면 살이 찐다고 하지만 이것은 일시적인 현상일 뿐이다. 담배를 끊으면 몸의 기능이 향상되기 때문에 몸무게도 다시 원래대로 돌아온다.

41

운동은 지나쳐도
부족해도 문제

BEAUTY

DIET

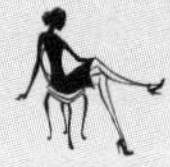

많은 사람들이 운동을 하지 않으면 노화가 빨리 진행된다는 사실을 알고 있어도 시간이 없고 피곤하다는 이유로 계속하지 못한다. 운동을 하지 않고 일상적인 생활만으로 지방이 연소되는 것을 기초대사라고 한다. 그런데 운동 부족으로 근육이 약해지면 기초대사량이 줄어들어 쉽게 살이 찌게 된다. 따라서 기초대사량의 감소 속도를 늦추는 것이 중요한데, 여기에 가장 효과가 있는 것이 근육운동이다.

또한 근육운동은 성장 호르몬을 많이 분비시켜 피부를 건강하게 하고, 혈액 순환을 원활하게 해주어 말초에 있는 혈관까지 튼튼하게 하는 등 여러 가지 안티에이징 효과가 있다. 자세를 곧게 유지하는 것도 근력이므로 근육이 튼튼하면 자세가 쉽게 흐트러지지 않아 젊게 보인다.

그러나 과도한 운동 역시 노화를 가속시킨다. 운동을 하면 우리 몸속에 활성산소가 생기는데, 이것이 많아지면 노화가 진행된다. 매일 수 킬로미터를 달린다고 건강해지는 것은 아니다. 오히려 노화만 앞당길 뿐이다. **일주일에 2~3회, 30분 정도 유산소운동과 근육운동을 하는 것으로 안티에이징 효과는 충분하다.** 스포츠센터에 가서 많은 시간을 투자하는 것보다 집에서 간단하게 하는 것이 더 효율적이다. 꾸준히 하는 것이 중요하기 때문이다. 운동 시간을 매일 스케줄 안에 넣고 하루만 쉬어도 몸이 찌뿌듯하다고 느낄 정도로 습관을 들이자.

42

올바른 자세와 심호흡은 젊음의 기본

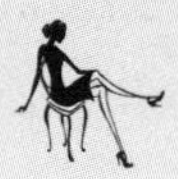

미스유니버스 최종 후보자들이 서 있으면 자연스럽게 눈길이 간다. 등줄기를 곧게 펴고 서 있는 모습이 너무나 아름답기 때문이다. 물론 이것은 하이힐을 신고 눈물을 쏟으면서 고된 훈련을 계속해온 결과다. 올바른 자세는 겉모습만 아름답게 하는 것이 아니라, 몸속에도 아름다움의 씨앗을 뿌려준다.

자세가 바르면 내장이 제 위치에 자리 잡게 되어 각 기관의 기능이 활발해진다. 척추 가까이에는 신경이 지나가고 있기 때문에 몸의 긴장을 풀어주는 부교감신경도 자극을 받아 휴식의 질이 높아진다. 피로를 잘 느끼지 않는 몸은 노화도 더디게 진행된다. 따라서 골격이 제자리를 찾아가도록 스트레칭으로 몸을 자주 풀어주도록 하자.

심호흡도 안티에이징에 효과가 있다. 산소가 몸속 구석구석까지 제대로 전달돼 몸의 기능이 활발해지기 때문이다. 또한 **횡격막을 움직이면 기초대사량이 높아져 지방이 쉽게 연소되는 체질이 된다. 숨을 들이마실 때보다 내쉬는 시간을 두 배 길게 하면 대사량은 더욱 높아진다.** 몸의 긴장을 풀고 마음을 안정시키는 데도 심호흡은 매우 효과적이다.

현대인은 호흡이 점점 얕아지는 경향이 있으므로 의식적으로 하루에 1분이라도 심호흡을 하는 시간을 가지는 것이 좋다.

43

편의점에서 식사를 해결해야 할 때 골라야 하는 음식

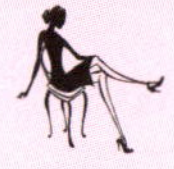

가공식품에는 첨가물이 들어 있어
되도록 먹지 않는 것이 좋지만, 어쩔 수 없이 편의점이나 슈퍼마켓 음
식으로 간단히 때워야 할 때가 생긴다. 이런 경우에도 조금만 신경을
쓰면 건강에 도움이 되는 식사를 할 수 있다.

앞에서도 이야기했듯이 식사를 할 때 중요한 것은 단백질, 채소, 탄
수화물의 균형을 맞추는 것이다. **빵만 먹거나 주먹밥으로만 때우는
'탄수화물뿐인 식사'는 피한다.** 메뉴를 고를 때는 반드시 여러 가지 종
류를 섞도록 한다.

탄수화물은 빵보다 주먹밥이 낫고, 채소 섭취를 위해서는 샐러드
가 가장 적당하지만 샐러드에는 단백질이 부족하다. 하지만 단백질
을 섭취할 수 있는 메뉴에는 육류가 많고 대부분 좋지 않은 기름을 사
용한 것이다.

이럴 경우 나는 샐러드에 치킨, 참치, 삶은 연어 또는 콩 통조림으
로 식단을 구성한다. 이 정도면 건강하게 단백질을 섭취할 수 있고 영
양도 균형 잡혀 있다.

샐러드드레싱은 올리브오일이나 오메가 3가 많이 함유되어 있는
아마인유로 직접 만들어서 가지고 다니는 것이 좋다. 하지만 통조림
도 가공식품이므로 이 방법은 어디까지나 응급처치임을 명심하자.

44

견과류와 말린 과일은
미녀들의 간식

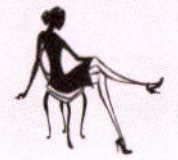

미녀가 되기 위해서는 간식 하나도 요령 있게 선택해야 한다. 식사 간격이 너무 길면 다음 식사 시간에 혈당치가 급격하게 올라간다. 따라서 간식을 적당하게 먹는 것이 혈당치도 조절되고 과식도 예방해주므로 건강과 미용에 도움이 된다.

간식이라고 절대 소홀히 해서는 안 된다. 특히 과자류나 설탕, 지방이 듬뿍 들어간 케이크는 피해야 한다. 다이어트 음료도 마시고 나면 단것이 더욱 먹고 싶어지기 때문에 마시지 않는 것이 좋다.

간식은 많이 먹지 않아도 배가 든든한 것을 고르는 것이 기본이다. 혈당치를 천천히 올리고 포만감을 느끼기 위해서는 소량의 단백질과 질 좋은 지방분이 필요하다. 여기에 해당하는 식품이 바로 견과류다. 특히 호두나 아몬드는 질 좋은 지방이 듬뿍 들어 있을 뿐 아니라 쉽게 구할 수 있어 간식으로는 적격이다. 한 번 먹을 때 대여섯 조각(아몬드의 경우 대여섯 알) 정도면 충분하다.

말린 과일 역시 간식으로 적당하다. 자연이 주는 단맛을 만끽할 수 있고, 프룬(말린 자두), 건포도, 블루베리, 크랜베리 등 종류도 다양하며 어디서든 쉽게 구할 수 있다. 이 중에는 설탕이나 보존료가 들어간 것도 있으므로 반드시 성분 표시를 확인해서 자연 그대로인 것을 고른다. 말린 과일은 견과류와 섞어 먹으면 영양도 균형이 맞고 맛도 좋다. 이러한 간식을 작은 통에 넣어 항상 가지고 다니면 악마의 간식들을 피할 수 있다.

45

미녀는
천천히 먹는다

BEAUTY

DIET

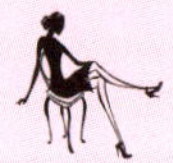

아무리 옷을 잘 차려 입고 화장이나 미용에 신경을 써도 매너나 행동거지가 좋지 못하면 품위가 떨어져 보인다. 미스유니버스 최종 후보자들을 트레이닝할 때도 다이어트나 식사 지도보다 우아한 매너와 행동을 몸에 익히도록 하는 데 많은 시간을 할애한다.

요즘에는 바쁘다는 이유로 빨리 먹는 습관이 몸에 밴 사람이 많다. 이러한 작은 습관이 그 사람의 품격을 떨어뜨리고 우아함과 아름다움으로부터 멀어지게 한다. 물론 건강에도 좋지 않은 습관이다.

우리는 **스트레스를 받으면 무의식적으로 먹는 속도가 빨라진다.** 그런데 빨리 먹으면 포만감을 늦게 느끼게 된다. **음식을 빨리 먹는 사람이 비만이 될 확률은 천천히 먹는 사람의 세 배**라고 한다. 빨리 먹는 사람은 대부분 제대로 씹지 않는다. 씹지 않고 넘기면 소화하는 데 효소를 많이 사용하게 되어 위나 장에 부담을 주게 된다.

반면에 꼭꼭 씹어 먹으면 혈당치가 서서히 올라간다. 곡물의 혈당지수가 알갱이 상태보다 가루 상태일 때 더 높은 것은 적게 씹는 것과도 관계가 있다. 꼭꼭 씹어 먹으면 포만감을 쉽게 느끼고 얼굴 근육도 강화된다.

46

소화가 잘돼야 미녀가 된다

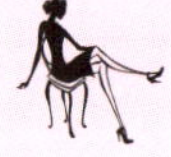

우리는 영양이라고 하면 먹고 '흡수'하는 것만 생각하지 '배설'에는 별로 관심이 없다. 하지만 영양분이 충분히 흡수되고, 불필요한 찌꺼기가 배설되지 않으면 효과가 제대로 나타나지 않는다. 즉 소화가 잘돼야 미용에도 좋고 건강에도 좋다. 그러기 위해서는 반드시 지켜야 할 것들이 있다.

1. 천천히 꼭꼭 씹어 먹는다 — 음식을 씹어서 침이 분비되면 침 속에 들어 있는 소화효소가 소화를 돕고 위를 비롯한 소화기관이 움직이기 시작한다. 음식이 액체 상태가 될 때까지 25회 이상 씹는 것이 좋다.

2. 먹으면서 물을 마시지 않는다 — 식사 중에 수분을 섭취하면 침 속의 소화효소가 희석된다(포도주는 괜찮다).

3. 아침은 왕처럼, 점심은 왕자처럼, 저녁은 거지처럼 먹는다 — 서양의 유명한 속담이다. 활동을 시작하는 아침과 한창 활동하는 점심은 충분히 먹는 것이 좋다.

4. 스트레스를 받거나 화가 날 때는 적게 먹는다 — 스트레스를 받거나 화가 나면 소화가 잘되지 않아 배가 더부룩해지거나 체하기 쉽다. 먹는 속도도 빨라져 과식을 하게 되므로 위장에 부담을 준다.

47

배가 고파 잠이 안 올 때는 두유 코코아를

BEAUTY DIET

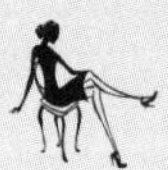

잠자기 전에 음식을 먹으면 깊은 잠을 잘 수가 없다. 밤이 되면 우리 몸은 기능이 떨어져 소화를 제대로 할 수 없으므로 잠자리에 들기 최소한 세 시간 전에는 식사를 끝마치는 것이 좋다. 또한 밤은 낮보다 호르몬의 영향으로 지방이 체내에 축적되기 쉬우므로, 자기 직전이나 한밤중에는 먹지 않는 습관을 들이도록 한다. 그러나 잠을 이루지 못할 정도로 배가 고프면 결국 참다못해 눈에 띄는 대로 뭔가를 먹게 된다. 그러다 보면 몸에 나쁜 것도 먹을 수 있으므로, 그럴 바에야 차라리 몸에 좋은 것을 조금 먹고 빨리 잠드는 것이 낫다.

자기 전에 먹어도 크게 부담이 없는 것은 소화효소가 따로 필요 없는 과일 종류다. 단백질과 지방이 어느 정도 함유된 식품도 적은 양으로 포만감을 쉽게 느낄 수 있어 밤에 먹기에 좋다. 특히 추천하고 싶은 것은 설탕이나 다른 첨가물을 넣지 않은 두유에 설탕이나 우유를 넣지 않은 코코아, 그리고 꿀이나 메이플 시럽을 소량 넣은 음료다. **콩과 카카오에는 단백질과 지방이 들어 있기 때문에 적은 양으로도 시장기가 가라앉고 혈당치도 천천히 올라간다.** 또한 액체 상태라서 소화에 부담도 없다. 카카오의 항산화물질은 모세혈관을 넓히고 혈액 순환을 원활하게 해주어 몸이 찬 사람에게는 특히 좋다.

잠이 오지 않을 정도로 배가 고프다면 억지로 참지 말고 몸에 좋은 것으로 허기를 달랜 다음 편안하게 잠드는 것이 낫다.

48

미녀는 포장지 뒷면부터 확인한다

BEAUTY DIET

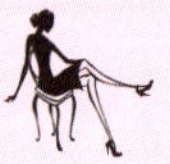

판매되는 식품의 포장지 뒷면에는 원재료가 표시되어 있다. 일반적으로 원재료는 '가장 많이 함유된 것'부터 순서대로 적혀 있다. 그런데 식품의 원재료 표시를 살펴보면 의외의 것이 첫 번째로 적혀 있어 깜짝 놀라는 경우도 있다.

메밀국수를 예로 들어보자. 슈퍼에서 파는 건조한 메밀국수 면의 원재료를 확인해보면 대부분 밀가루가 가장 먼저 적혀 있다. 100퍼센트 메밀이라고 생각하고 먹었던 것이 한없이 우동에 가까웠다니 배신감마저 느껴지는 순간이다. 당연히 메밀이 가지고 있는 항산화 작용이나 면역력 증강 효과는 기대할 수 없다.

더 끔찍한 것은 밀가루보다 몸에 더 나쁜 재료가 보이지 않는 형태로 잔뜩 들어 있는 경우다. 예를 들어 카페오레는 대부분 설탕이 가장 먼저 표시되어 있다.

달콤한 쿠키나 케이크 중에는 마가린이나 쇼트닝 등 트랜스지방산 종류가 가장 많이 들어 있는 경우도 있다. 자신도 깨닫지 못하는 사이에 미녀와는 정반대의 길로 걸어가고 있는 것이다.

식품을 구입할 때는 원재료를 확인하는 습관을 들여야 한다. **건강한 미녀가 되기 위해서는 자신이 먹고 있는 식품이 무엇으로 만들어져 있는지 관심과 주의를 기울일 필요가 있다.**

49

할머니가 모르는
재료가 들어 있는 것은 사지 않는다

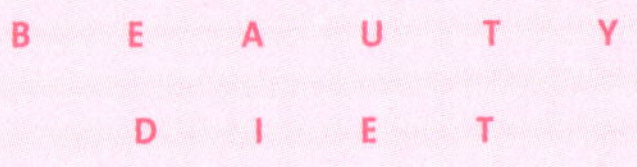

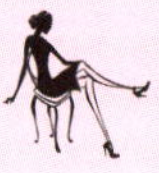

원재료를 확인하더라도 그 성분이 도대체 무엇을 나타내는지 알 수 없는 경우도 있다. 몸에 좋지 않은 식재료를 소개한 책이나 사이트를 이용해 도움을 받는 것도 좋은 방법이지만, 새로운 식재료나 화학성분이 계속 등장하는 요즘과 같은 상황에서는 일일이 모든 것을 확인하기가 쉽지 않다. 게다가 맛이나 식감뿐 아니라 겉모양에도 신경을 쓴 제품이 많아지면서 새로운 재료나 성분을 파악하는 것은 이미 우리의 지식수준을 넘어선 상태다.

이럴 때는 단순하게 생각하는 것이 가장 좋다. 할머니가 모르는 성분이 들어 있는 것은 먹지 않는 것이다. 외국 이름으로 표시된 원료는 당류나 인공감미료, 트랜스지방, 화학합성 조미료나 보존료, 향료, 산화 방지제 등 우리 몸에 좋지 않은 성분일 가능성이 높다.

내가 먹을거리의 중요성을 실감하게 된 것은 규슈의 오이타 현에서 홈스테이를 했을 때였다. 그곳 할머니가 만들어주신 전통식을 먹으면서 한 달 만에 피부와 몸 상태가 눈에 띄게 좋아지는 것을 느꼈다. **할머니가 모르는 성분은 아름다워지는 데 필요 없는 것**이라고 생각한 근거가 여기에 있다.

건강한 미녀가 되기 위해서는 재료를 적게 쓰고 옛날부터 먹어온 전통적인 식재료를 선택하는 것이 좋다.

50

발효식품으로
장 속을 건강하게!

BEAUTY

DIET

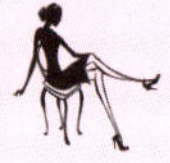

요즘에는 감기에 쉽게 걸리고 낫는 데도 시간이 오래 걸린다는 사람이 많아졌다. 감기뿐만 아니라 구내염이나 여드름도 마찬가지다. 일단 몸이 어딘가 좋지 않거나 몸 상태가 무너지면 좀처럼 회복되지 않는다. 이럴 때는 그냥 약만 먹어서는 근본적인 치료나 해결이 되지 않는다.

내가 추천하는 방법은 장을 깨끗이 하는 것이다. 장이 감기나 여드름과 무슨 관계가 있나 싶겠지만, 이것이야말로 가장 확실하고 근본적인 방법이다.

병에 쉽게 걸리고 잘 낫지 않는다는 것은 우리 몸의 면역력이 떨어지고 있다는 신호다. 그리고 **면역력을 높이거나 유지하는 데 가장 큰 역할을 하는 것은 장이다.** 변비가 있거나 항생물질을 자주 사용하면 좋은 균이 사라져 장이 제대로 활동하지 못하기 때문에 면역력이 떨어져 병에 쉽게 걸리고, 한 번 걸리면 잘 낫지 않는다. 따라서 장이 건강하면 몸 전체가 건강해진다.

장을 깨끗하게 하려면 요구르트나 낫토(청국장) 같은 발효식품을 먹고 좋은 균을 늘리는 것이 중요하다. 여기에 비타민 C를 함께 섭취하면 더욱 효과적이다. 변비가 심한 사람은 식이섬유를 충분히 섭취해야 한다.

51

새로운 식습관은
최소한 한 달은 계속할 것

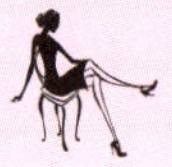

요즘에는 빠른 효과를 강조하는 제품이 늘어난 덕분인지 화장품을 자주 바꾸는 여성이 많다. 민첩한 판단은 현대인의 장점일지 모르겠지만, 식생활을 바꿀 때는 정반대의 결과를 가져올 수도 있다.

앞에서도 이야기했듯이 음식은 가장 강력한 화장품이다. 그러나 얼굴에 바르는 화장품과는 달리 오늘 먹는다고 내일 즉시 효과가 나타나지는 않는다.

인간의 몸을 구성하는 세포는 일정한 주기로 다시 태어난다. 예를 들어 피부세포는 28일마다 새롭게 태어난다. 지금 피부의 가장 겉에 있는 세포 상태는 28일 전에 만들어져 그동안 여러 가지 영양을 흡수한 결과라고 봐야 한다. **이처럼 우리 몸이 변하려면 어느 정도 시간이 필요하다.**

따라서 효과가 나타나지 않는다고 성급하게 생각해서는 안 된다. 새로운 식재료를 이용하거나 몸에 나쁜 것은 식단에서 제외시키는 등 지금까지와는 다른 스타일의 식사를 시작했다면 최소한 한 달은 계속해야 한다. **음식의 효과는 서서히, 그러나 반드시 나타난다.** 몸속부터 아름다워지면 그 효과는 오래 지속되며 웬만한 환경에서도 그 빛을 잃지 않는다.

52

하루에 한 가지씩
몸에 좋은 일을 한다

B E A U T Y

D I E T

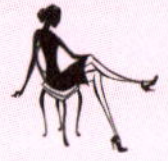

미녀가 되는 데 식사가 아무리 중요하다고 해도 바쁜 현대사회에서 식사만 생각할 수는 없는 노릇이다. 게다가 생활을 바꾸고 뭔가를 새롭게 시작하는 것은 그것이 설사 단순한 일이라고 해도 쉽지만은 않다. 요리를 하고 좋은 음식을 먹는 것이 건강과 미용 때문이라고는 해도, 그것이 의무가 돼버리면 지속하기 어렵다. 이런 경우에는 **하루에 한 가지라도 몸에 좋은 일을 해보는 것이 도움이 된다.**

'먹어본 적이 없는 채소를 산다', '한 번도 만들어보지 못한 요리에 도전한다', '연어 요리를 30종류 생각해본다', '친구들을 불러 미인 홈파티를 연다', '채소로 풀코스 요리를 만들어본다' 등 매일 다른 테마를 정한다. 그리고 게임을 하듯이 하루에 한 가지씩 실천해나가면 새로운 식습관을 쉽게 정착시킬 수 있다.

지금까지 해본 적 없는 일에 도전하는 것은 뇌에도 새로운 자극을 주어 뇌가 활성화된다. 그리고 한 가지라도 목표를 달성하면 성취감을 얻을 수 있다. 작은 일이라도 계속 성공해나가면 그 경험이 우리 마음에 긍정적으로 작용한다.

식사 준비를 가사나 잡무라고 생각하면 하기 싫은 노동이 될 수 있지만, 사실 요리는 일상생활 속에서 가장 창조성을 발휘할 수 있는 부분이다. 포인트는 즐겁게 하는 것이다. 과정을 즐기면 몸도 마음도 더욱 아름다워진다.

53

한 가지만 먹으면
효과가 반감된다

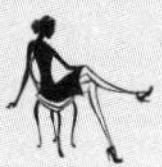

일본에 와서 신기하다고 느낀 것이 있는데, 식품에도 유행이 있다는 사실이다. 텔레비전이나 잡지에 '이 식품이 좋다' 고 소개되면 너도나도 몰려들어 순식간에 동이 날 정도다. 새로운 정보를 적극적으로 받아들이는 것은 물론 좋은 일이다. 그런데 내가 보기에는 약간 반응이 지나친 게 아닌가 싶다. 다른 나라에서는 그것이 자신에게도 효과가 있을지 없을지 생각하거나 곧 반대 주장이 제기되는 경우가 많다. 그렇게 우르르 몰려가는 일은 거의 없다.

'어떤 식품이 몸에 좋다' 는 정보를 받아들일 때는 그것이 자신에게 맞는지 여부를 먼저 생각해봐야 한다. 또한 **한 가지 식품만 먹어서는 효과가 제대로 나타나지 않는다**는 사실을 잊지 말자. 식품이 가지고 있는 효과는 기본적인 영양소를 골고루 섭취해야 제대로 발휘된다. 예를 들어 바나나만 먹고 다른 영양분은 충분히 섭취하지 않으면, 일시적으로 살은 빠지더라도 시간이 지나면 지방이 연소되지 않는 몸, 즉 살이 잘 빠지지 않는 체질이 되고 만다.

우리 몸에는 필요한 영양소가 수없이 많고, 채소나 과일에 들어 있는 항산화물질의 성분은 종류마다 각각 다르다. 따라서 여러 가지 식품을 균형 있게 섭취할 때 식품의 효과가 가장 크게 나타난다. 어떤 식품이 좋다는 정보를 접했을 때는 균형 있는 식사를 하면서 그 식품을 추가하는 것이 바람직하다.

54

외식할 때는
기름과 채소가 열쇠

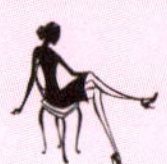

근사한 식당에서 친구나 가족과 이야기를 나누며 맛있는 음식을 먹는 것은 포기할 수 없는 인생의 즐거움이다. 미녀들의 외식법을 따라해보자.

우선 메뉴를 선택할 때는 기름을 어떻게 사용하는지, 채소는 많이 먹을 수 있는지를 판단 기준으로 삼는다. 특히 전통식은 기름기가 적고 몸에 좋은 메뉴가 많다. 그중에서도 추천하고 싶은 것은 전골이나 생선구이, 나물 종류다. 여기에 생채소나 과일을 곁들이면 더욱 완벽하다. 파스타를 먹을 때는 크림소스보다 토마토소스가 들어간 것이 좋다. 프랑스 요리는 되도록 소스가 담백한 것을 고른다. 조리법은 굽거나 삶거나 찌는 것이 좋으며, 식재료는 생선, 닭고기, 붉은 살코기, 콩 종류, 채소 위주로 한다.

중화요리와 인도 요리는 기름을 많이 사용한다. 따라서 산화하거나 오메가 6 지방산이 많이 함유된 기름을 먹을 수 있으므로 피하는 것이 좋다. 어쩔 수 없이 먹어야 하는 경우에는 가볍게 볶은 채소 요리를 주문하자. 타이 요리나 베트남 요리, 적당히 매운 한국 요리, 중동 요리, 스페인 요리, 모던 퓨전 스타일도 OK!

혼자서 먹을 때는 정식(백반)으로 균형 있는 식사를 하자. 단품 중에서는 메밀 함량이 높은 메밀국수가 좋다. 항산화물질도 풍부하고 칼로리도 낮기 때문이다. 튀김덮밥처럼 기름과 정제된 탄수화물이 주가 되는 메뉴는 피하는 것이 좋다.

55

수면은 최고의
다이어트 특효약

BEAUTY DIET

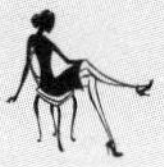

아름다운 피부를 위해서는 충분한 수면이 무엇보다 중요하다. 특히 밤 10시에서 새벽 2시는 피부에 가장 중요한 시간대다. 수면은 피부뿐만이 아니라 다이어트와도 깊은 관계가 있다. 일어나서 활동할 때보다 잠잘 때 에너지를 훨씬 적게 사용하는데 어떻게 다이어트가 된다는 건지 의아스러워할지도 모르겠지만, 성장 호르몬처럼 잠잘 때 분비되는 호르몬은 우리 몸을 살이 쉽게 빠지는 체질로 만들어준다. 또한 이러한 호르몬은 면역력을 높여주기 때문에 잠을 충분히 자면 감기에 잘 걸리지 않는다.

밤에 활동하는 올빼미형 인간이 아침형 인간보다 살이 쉽게 찐다는 것은 실험으로도 입증된 사실이다. 한밤중에 우리 몸을 날씬하게 해주는 호르몬이 가장 많이 분비될 뿐만 아니라, **같은 칼로리를 섭취해도 낮보다 밤에 지방이 쉽게 축적되기 때문**이다. 또한 야식을 먹은 뒤 제대로 소화되지 않은 상태에서 잠을 자면 수면의 질이 나빠져 성장 호르몬이 잘 분비되지 않는다. 그러다 보면 살이 잘 빠지지 않는 체질, 살이 더 쉽게 찌는 몸으로 악순환이 계속된다.

수면 부족은 안티에이징의 적이다. 자는 동안 손상된 세포가 재생되기 때문이다. 또한 수면 부족이 만성화되면 호르몬이 제대로 작용하지 않아 공복감을 크게 느끼거나 식욕이 억제되지 않는다. 아름다운 피부, 살이 쉽게 찌지 않는 체질, 건강하고 탄력 있는 몸을 만들고 싶다면 하루에 여덟 시간은 자는 것이 좋다.

56

잠자기 한 시간 전이
수면의 질을 좌우한다

B E A U T Y

D I E T

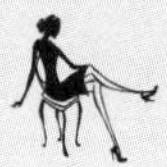

　　　　　　　　미녀 후보자들에게 라이프스타일을 지도할 때 반드시 강조하는 생활습관이 있다. 잠자기 한 시간 전에는 휴대전화나 컴퓨터, 텔레비전 화면을 보지 않는 것이다.

잠들기 직전까지 정보를 접하고 뇌를 쓰게 되면 잠이 쉽게 들지 않을 뿐 아니라, 화면을 집중해서 쳐다보는 것 자체가 수면을 방해한다. 화면에서 나오는 빛이 수면에 큰 영향을 미치기 때문이다. 수면 유도 작용을 하는 호르몬인 멜라토닌은 강한 빛을 받으면 제대로 분비되지 않아 그 결과 수면의 질이 나빠진다. 잠을 얕게 자면 피로가 잘 풀리지 않을 뿐 아니라 성장 호르몬이 충분히 분비되지 않아 미용 효과도 반감된다.

항상 일정하게 잠을 자고 있는데도 수면이 부족하다고 느끼는 사람은 얕은 잠을 자기 때문일 수도 있다. **잠자기 한 시간 전에는 강한 빛을 피해 눈과 머리를 쉬게 하고 스트레칭 등으로 몸의 긴장을 풀어주자.** 그리고 하루를 되돌아보고 내일을 위한 에너지를 준비하는 시간을 가지도록 하자. 심각한 고민이나 걱정은 되도록 피하는 것이 좋다.

수면이 주는 미용 효과를 충분히 누리기 위해서는 잠자기 전의 한 시간을 어떻게 보내느냐가 중요하다. 뱃속에 소화되지 않은 음식이 남아 있어도 깊은 잠을 잘 수 없으므로 수면 세 시간 전까지는 식사를 끝내는 것이 좋다.

57

여유 있는 아침이
당신을 우아하게 만든다

BEAUTY

DIET

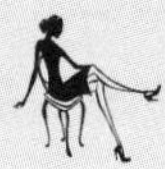

건강하게 살려면 규칙적인 생활을 해야 한다. 하지만 바쁘게 돌아가는 현대사회에서 규칙 같은 것은 아무래도 뒷전이 되기 쉽다. 아름다운 여성이 되려면 규칙적인 생활을 하는 것은 반드시 도전해볼 만한 가치가 있다.

규칙적인 생활의 핵심은 일어나는 시간, 잠자리에 드는 시간, 먹는 시간을 일정하게 유지하는 것이다. 인간이 본래 가진 자연스러운 신체 리듬을 감안하더라도 아침에 일어나서 밤에 잠드는 것이 중요하며, 이 시간이 매일 일정하면 몸이 익숙해져서 활동하는 데도 부담이 적다. 식사시간 역시 일정한 간격을 두는 편이 좋다. 소화기관도 휴식 시간이 필요하기 때문이다. 소화기관이 제대로 움직이면 영양분도 잘 흡수되어 미용에도 효과가 있다.

올빼미형 인간은 건강도, 아름다움도 지키기 힘들다. 아침형 인간이 되도록 노력해보자. 잠자는 시간은 귀가 시간에 좌우되게 마련이므로 우선은 조절하기 쉬운 아침부터 시작한다. 매일 같은 시간에 일어나 커튼을 걷고 아침햇살을 듬뿍 받으면, 몸의 신체 리듬이 빨리 돌아온다.

잠을 잘 때는 앞에서도 이야기했듯이 자기 전의 준비가 중요하다. 밤에 쓸데없는 일을 하느라 취침 시간을 놓치지 말고 상쾌한 아침 시간을 효과적으로 이용하자. 여유 있는 아침을 맞는 사람이 하루를 기분 좋게 시작할 수 있다.

58

피곤할수록
몸을 움직인다

B E A U T Y

D I E T

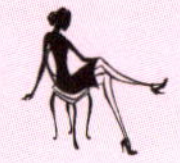

피곤할 때는 손가락 하나 까딱하기 싫어지고 한없이 몸과 마음이 처진다. 집으로 돌아와 소파에 몸을 기대고 늘어져 있다 보면 시간이 훌쩍 지나가버린다. 이럴 때일수록 가벼운 전신운동을 하는 것이 좋다.

안 그래도 피곤한데 운동까지 했다간 쓰러질지도 모른다고 생각하겠지만, **피곤하다는 이유로 몸을 움직이지 않으면 피로가 더욱 쌓인다.**

우리 몸은 계속 사용해야 더 잘 움직인다. 온몸을 움직이면 혈액 순환이 좋아져 산소가 우리 몸 구석구석까지 전달되고, 피로로 인해 몸속에 생긴 물질도 빨리 빠져나간다.

몸이 가벼워지면 기분도 상쾌해진다. 당장 드러눕고 싶을 정도로 피곤할 때도 일단 운동으로 체온을 올린 다음 잠자리에 들면 잠도 쉽게 오고 깊이 잘 수 있다.

운동은 어떤 종류든 상관없다. 요가나 필라테스 등 자신이 좋아하는 운동이 있다면 그것을 하고 싶은 만큼 하면 된다. 특별히 할 것이 없다면 무릎에 부담을 주지 않고 림프의 흐름을 촉진하는 미니 트램펄린도 좋다. 트램펄린은 모리 리요도 즐겨했던 운동이다. 근육을 전체적으로 풀어주는 스트레칭도 효과가 있다.

피로를 푸는 데는 충분한 휴식뿐만 아니라 적당한 운동이 필요하다는 사실을 잊지 말자.

59

하루에 한 번
리셋 포즈로 스트레스 해소를!

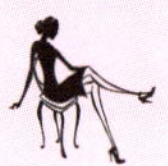

〜 현대사회를 살아가면서 스트레스
에서 완전히 자유로운 사람이 몇이나 될까? 아무리 좋아하는 일이라
해도 시간에 쫓겨 바쁘게 살다 보면 스트레스를 받을 수밖에 없다. 그
리고 스트레스를 지속적으로 받으면 코르티솔이라는 스트레스 호르
몬이 분비되어 건강이 나빠지고 아름다움을 잃게 된다. 아무리 질 좋
은 식사를 해도 스트레스 넘치는 생활을 해서는 의미가 없다. 큰 병으
로 발전하기 전에 그날 받은 스트레스는 그날 풀어버리자.

스트레스 해소법은 뭐든지 상관없지만 매일 계속할 수 있을 정도
로 간단한 것이 좋다. 내가 추천하고 싶은 것은 '리셋 포즈' 다. **리셋
포즈란 바닥에 누워 팔다리를 펴고 20분 정도 멍하게 있는 것이다.** 호
흡은 천천히 그리고 깊게 한다. 이것만으로도 긴장을 완화시키는 부
교감신경이 작용하기 때문에 스트레스 해소에 도움이 된다. 큰대자
로 누우면 우리 몸 구석구석까지 혈액이 골고루 흘러가게 되어 몸이
한층 가벼워진다. 아무것도 생각하지 않고 머릿속을 비우면 기분이
전환되어 정서적으로도 안정된다.

리셋 포즈는 하루 일과 중 하나로 생각하는 것이 좋다. 나는 집으로
돌아오면 가장 먼저 리셋 포즈로 몸과 마음을 가다듬는다. 의식적으
로 이러한 시간을 가지면 스트레스와도 자연스럽게 친해질 수 있을
것이다.

60

베네수엘라 대표의 매력으로 알 수 있는 것

BEAUTY

DIET

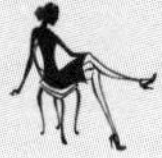

미스유니버스 대회에 참가하는 각 국의 대표는 모두 아름답고 멋진 몸매를 가지고 있다. 그중에서 가장 아름다운 여성이 미스유니버스로 선발된다. 그런데 1위로 뽑힌 여성의 특별함은 무엇일까? 무엇이 그녀를 가장 아름답게 보이게 하는 것일까?

2008년도 미스유니버스 1위는 베네수엘라 대표(다야나 멘도사)였다. 친구들에게 그해의 각국 대표 사진을 보여주었는데, 다들 우열을 가리기 힘들 정도로 아름답다는 반응이었다. 순위가 낮은 대표조차도 상위권 선수와 별다른 차이를 발견할 수 없다고 했다. 그러나 베네수엘라 대표의 인터뷰 영상을 보여주자 친구들은 그녀가 1위라는 사실을 단번에 납득했다.

그녀가 말하는 내용이나 표현력은 물론이고 무엇보다 말하는 모습이 너무나 매력적이었기 때문이다. 크기와 모양이 시시각각 변하는 반짝이는 눈, 풍부한 표정, 활기 넘치면서도 여성스러운 몸짓. 인터뷰 영상을 본 사람들에게 그녀의 인상을 물었더니, 통통 튄다, 온화함 속에 여유가 느껴진다, 우아하다, 눈부시다 등 다양한 반응을 보였다. **의식적인 노력을 기울이지 않아도 저절로 배어나오는 내면의 아름다움.** 그녀가 사람들을 매혹시킬 수 있었던 이유였다. 하지만 이것은 선택된 사람들만 가질 수 있는 것이 아니다. **여성이라면 누구라도 손에 넣을 수 있는 것이다.**

61

미인대회의 그녀들도
처음부터 완벽하지는 않았다

BEAUTY

DIET

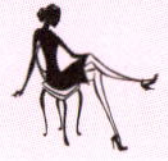

구라라의 지적인 우아함, 리요의 자유롭고 활기 넘치는 아름다움은 누구나 인정하는 매력이다. 사람들은 리요와 구라라가 신의 축복을 받은 특별한 여성이라고 생각한다. 뛰어난 몸매와 아름다운 용모, 매끄러운 피부는 타고난 것이고, 그렇기 때문에 행운의 여성이라고 믿는 것이다. 그러나 두 사람이 정말로 특별하고 훌륭한 것은 최선을 다해 노력했다는 점이다.

학생이었던 구라라와 리요는 처음 응모할 당시에도 아름다웠지만 거리에서 얼마든지 볼 수 있는 평범한 여성이었다. 그대로는 출전할 수 없는 상황이었기에 디렉터의 지도 아래 엄격한 훈련을 시작했다.

냉증이 있던 구라라는 근육을 사용하는 훈련을 하루도 빠짐없이 해나갔고, 스트레스에 예민한 리요는 긴장을 푸는 시간을 충분히 가졌다.

이외에도 운동과 식사, 자기표현 등 여러 가지 노력을 통해 더욱더 아름다움을 가꾸려고 했다. 그 결과 보편적인 미인상인 귀여운 여성에서 세계 기준의 성숙하고 아름다운 여성으로 성장할 수 있었다.

아름다워지기 위한 노력은 반드시 결실을 맺는다. 누구든지 지금보다 더 아름다워질 수 있다. 미스유니버스에서 꾸준히 상위 입상하고 있는 일본 여성들이 바로 그 본보기다.

62

스스로 예쁘다고 생각하면
더 예뻐진다

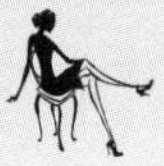

미스유니버스 컨설턴트로 활동하면서 가장 흡족한 것은 참가자들이 무척이나 성실하고 진지하게 노력을 아끼지 않는다는 점이다.

디렉터와 내가 "이렇게 하는 것이 좋아요"라고 지적하면 진지하게 받아들이고 최선을 다해 고치려고 노력한다. 이렇게 열심히 노력하는 모습을 보면 뭐든지 더 해주고 싶은 마음이 든다. 가끔 한밤중까지 훈련이 계속되는데도 피곤하다든지 이제 그만하자며 투정을 부리는 여성이 한 명도 없었다. 그 덕분에 대회에서 좋은 결과를 얻을 수 있었을 것이다.

우리는 누구나 자신만의 장점을 가지고 있다. 동양 여성은 대부분 자신감이 지나치게 넘치는 소수와 자신감이 부족한 대다수로 나눠지는 것 같다. 자신감이 없어 고민하는 사람은 친구에게 자신의 장점이 무엇인지 물어보자. 함께 있으면 기분이 편안해진다거나 우아한 분위기가 느껴진다고 말해줄지도 모른다. 자신감을 가지면 자신을 긍정하게 되고 주변 사람들에게도 너그럽고 다정해진다. 에너지가 차오르고 의욕이 생겨 내면이 아름다워지고 그것이 외모에도 영향을 미친다.

겸손함은 동양 여성의 미덕이지만, 자신이 가지고 있는 아름다움에 좀 더 당당해질 필요가 있다. 자신과 자만은 다른 것이다. 자신에게만 살짝 OK 신호를 보내는 것, 그것이 바로 자신감이다.

63

인생의 필수 아이템은
롤모델과 라이프워크

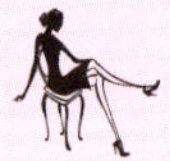

우리는 왜 건강해지고 아름다워지고 싶어할까?

최근 들어 안티에이징이나 미용에 대한 관심이 폭발적으로 늘어나는 것을 보면서 조금 걱정되는 부분이 있다. 자신이 무엇 때문에 아름다워지고 싶은지 모르는 사람이 많은 것 같아서다. 외모가 아무리 아름다워도 속이 텅 비어 있으면 매력을 느낄 수 없다. 나이 먹은 만큼 내면이 성숙하지 않으면 무슨 의미가 있을까. **하루하루를 충실하고 활기 넘치게 보내려면 넓고 긴 안목으로 인생을 바라봐야 한다.**

여기에 도움이 되는 것이 자신이 되고자 하는 목표, 즉 롤모델을 찾는 것이다. 자신이 원하는 모든 것을 갖춘 완벽한 사람을 찾는 것도 좋지만, 여러 사람들의 장점만을 모아 롤모델을 구성하는 것도 괜찮다. 그리고 그것을 사진집으로 만들거나 글로 써서 옆에 두면, 자극도 되고 거기에 따라가고자 더 열심히 노력하게 된다.

인생의 가치를 높이고 싶다면 라이프워크를 찾아야 한다. 라이프워크란 자기만의 가치 있는 일, 시간과 열정을 쏟을 수 있는 일을 말한다. 누군가에게 도움이 되는 일이라면 더욱 좋다. 자연히 하루하루가 충실해진다. 나의 라이프워크는 내가 가지고 있는 아름다움과 건강에 대한 지식으로 누군가의 인생을 더욱 빛나게 하는 것이다. 그래서 나는 더욱 활기차고 건강하며 아름다운 여성으로 살아가고 싶다. 자신만의 롤모델과 라이프워크로 아름다운 인생을 가꿔나가자.

64

식사는 마음까지 건강하게 한다

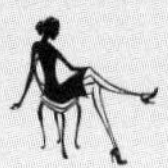

BEAUTY

DIET

　　　　　　　어색한 사이라도 같이 식사를 하다

보면 어느새 친밀감을 느끼게 되고, 좋아하는 음식을 먹으면 왠지 기

운이 난다. 이처럼 우리는 식사라는 행위가 마음을 풍요롭게 해준다

는 것을 경험으로 알고 있다. 또한 스스로는 느끼지 못하지만, 식품

속에 함유된 영양소도 마음에 영향을 미친다.

〈슈퍼 사이즈 미(Super Size Me)〉라는 영화가 있다. 모건 스퍼록이

라는 영화감독이 한 달 동안 패스트푸드만 먹고 생활하면 어떻게 되

는지 직접 체험하면서 그 과정을 영화로 만든 것이다.

패스트푸드만 줄창 먹어댄 결과 그는 점점 체중이 증가하고 콜레

스테롤 수치가 상승하는 등 커다란 신체적 변화를 겪었다. 그런데 무

엇보다 충격적인 것은 마음에도 변화가 나타났다는 점이다. 만사가

귀찮아지고 의욕이 사라져 결국에는 우울 상태에 빠지게 된 것이다.

필요한 영양소가 부족하니 몸의 기능이 떨어져 기력이 약해질 수밖

에 없고, 몸에 나쁜 것들만 먹은 탓에 호르몬 균형이 무너져 우울증이

나타난 것이다.

**이처럼 식사는 마음에도 영향을 미치기 때문에 잘못 먹으면 약처럼

부작용을 일으킬 수 있다.** 건강한 마음을 유지하기 위해서도 균형 있

는 식사를 해야 한다.

65

웃고 즐기고 기뻐하면 아름다워진다

BEAUTY

DIET

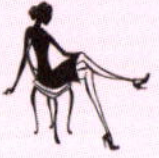

당신은 오늘 몇 번이나 웃었는가?

어린아이나 애완동물이 있으면 저절로 웃음이 터져 나오는 일도 많지만, 혼자서 생활하거나 걱정되는 일이 있으면 한 번도 웃지 않고 하루를 보내는 경우도 있다.

웃음의 효과는 강력하다. 웃을 때는 스트레스 호르몬인 코르티솔이 감소한다. 그냥 웃기만 해도 면역력이 상승한다니 놀라운 일이 아닐 수 없다.

면역력이 상승하면 병에 잘 걸리지 않고 걸려도 쉽게 나을 뿐만 아니라, 혈류량이 늘어나 영양분이 피부까지 잘 전달되므로 미용에도 효과적이다. 마찬가지로 즐거움이나 기쁨을 느껴도 에너지가 활성화되므로 건강해지고 아름다워진다. 여성은 남성보다 작은 일에 즐거움이나 기쁨을 잘 느끼므로 이러한 기질을 적극 활용하자.

하지만 인생이란 항상 웃을 일만 있는 것도 아니고 웃고 싶어도 마음대로 안 되는 경우가 많다. 그럴 때는 감정이 따라가지 못해도 입꼬리를 올려 웃는 얼굴을 만들어보자. 이렇게 하는 것만으로도 뇌가 반응해 코르티솔의 분비가 줄어든다고 한다.

정신적으로 힘든 때일수록 의식적으로 웃음을 짓는 것이 큰 도움이 된다. **거울을 볼 때마다 한 번씩 웃는 습관을 들이자.** 웃는 시간이 자연히 늘어나 주변에도 좋은 영향을 주게 된다.

66

자신이 우선이 되는
시간을 가진다

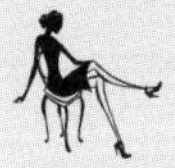

여성은 누군가를 위해 일하고 거기서 기쁨을 느낄 때 눈부시게 빛난다. 그 대상이 자신에게 소중한 사람이라면 더욱 의욕에 넘쳐 일한다. 하지만 가끔은 지나치게 무리를 하고 있는 게 아닌가 싶을 때도 있다.

여성은 여러 사람의 역할을 동시에 해내야 한다. 아내, 어머니, 사회인, 기업인 등 1인 다역을 하면서 '자신을 위한 시간'은 뒤로 미뤄둔 채, 하루 종일 다른 사람을 위해 시간과 노력과 마음을 쏟아 붓는다.

하지만 타인을 위한 삶이 의미 있다고 해도 쉴 틈 없이 일만 하다보면 언젠가 폭발하는 순간이 오게 마련이다. 누군가에게 무언가를 주기 위해서는 먼저 자신의 내면에 충실해야 한다. 따라서 바쁜 생활 속에서도 때로는 자신을 먼저 생각하는 시간을 만드는 것이 좋다.

그 시간에는 오로지 자신을 위해, 자신의 건강이나 미용에 도움이 되는 일을 한다. 단 10분이라도 상관없다. 그것만으로도 스트레스 호르몬의 분비가 줄어들고 에너지가 넘쳐흐르면서 누군가를 위해 더 열심히 일할 마음이 생긴다.

자신을 가장 소중히 할 수 있는 사람은 바로 자신이다. 생활의 질을 높이기 위해서는 몸과 마음의 휴식이 반드시 필요하다.

67

칭찬받으면
진심으로 감사하라

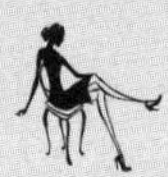

영화 〈라스트 사무라이〉가 미국과 유럽에 공개됐을 때 많은 사람들이 여주인공 고유키의 아름다운 피부에 감탄했다. 나도 그중 한 명이었다.

동양인은 고유키처럼 서늘하고 스타일이 좋으며 품위 있고 여성스러운 이미지를 가지고 있다. 그런데 그들에게 아름답다고 칭찬하면 대다수가 "특별한 게 아니에요", "제게는 이런 점이 부족해요" 하고 부정적인 반응을 보인다.

자신을 낮추는 것은 미덕이 될 수 있지만 너무 지나치면 자신감이 없거나 자신을 비하하는 느낌을 줄 수 있다. 당연히 아름다움과는 동떨어진 것이다.

칭찬을 받았을 때는 "그렇게 말해주니 기뻐요", "나를 좋게 평가해주는 사람을 만난 게 기분 좋다"는 의미를 담아 고마움을 표하면 된다. 고맙다는 말을 들으면 칭찬하는 사람도 기분이 좋아진다. **칭찬을 있는 그대로 받아들이고 진심으로 감사할 줄 아는 사람이 진정한 미녀다.** 칭찬은 자신감이 되고 자신감은 그 사람을 빛나게 하기 때문이다.

'고맙습니다' 이 한 마디가 당신을 더욱 아름답게 한다.

68

자신의 장점에
초점을 맞춘다

BEAUTY

DIET

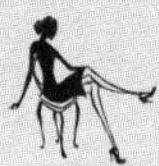

자신의 성격이나 체형에 대해 말해 보라고 하면 많은 여성들이 마음에 들지 않거나 남들에 비해 부족한 부분을 이야기한다.

2008년 미스유니버스 대표로 선발된 미마 히로코는 자신에 대한 믿음을 자연스럽게 표현함으로써 그녀의 아름다움을 더욱 돋보이게 했다. 5년 후의 자기 모습에 대해 글을 써보라고 하자, 히로코와 다른 후보 한 명만이 '내가 미스유니버스에서 1위가 됐다'는 것을 전제로 미래를 묘사했다.

동양 사람들은 이러한 자신감의 표현을 불편하게 받아들이는 경우가 많은데, 세계 기준에서는 자신을 당당하게 어필하는 여성이 높이 평가받는다. 결점도 다른 관점에서 보면 장점이 되기도 한다. 그리고 결점만 계속 바라보다 보면 그것이 점점 크게 느껴져 머릿속에서 떠나지 않게 된다. 부정적인 생각이 꼬리에 꼬리를 물게 되는 것이다.

자신의 성격이나 외모의 결점에 초점을 맞추지 말고 자신이 가지고 있는 장점에 집중하자. 결점을 보완하거나 관점을 바꿔서 그것을 또 다른 매력 포인트로 만드는 것도 좋다.

긍정적인 생각은 스트레스도 덜 받고 아름다움을 유지하는 비결임을 잊지 말자.

Beauty diet

일주일 스페셜 다이어트 프로그램
~ 결혼식이나 특별한 이벤트를 앞두고 ~

다이어트란 원래 식생활을 의미하는 것이므로 지속적으로 해나가는 것이 중요하다. 그러나 여성이라면 누구나 특별한 날을 위해 짧은 시간 안에 집중적으로 살을 빼고 싶을 때가 있을 것이다. 여기서는 일주일 만에 아름답게 살을 빼는 비결과 메뉴를 소개한다.

단기결전! 체중 감량을 위한 10가지 비결

1 다이어트를 할 때도 질 좋은 지방은 반드시 섭취한다

질 좋은 지방을 섭취하면 포만감이 오래 가서 먹는 양이 줄기 때문에 결과적으로 감량에 도움이 된다. 저온압착법으로 짜낸 엑스트라 버진 올리브오일, 아몬드 등의 견과류(튀기거나 맛을 내지 않은 것), 아보카도 등으로 질 좋은 지방을 충분히 섭취해서 아름답게 살을 빼자.

2 단백질 섭취량을 늘린다

다이어트를 할 때 단백질을 줄이는 사람이 많은데, 단백질은 충분히 섭취해야 한다. 생선, 닭고기, 콩류, 붉은 살코기, 달걀 등은 포만감을 줄 뿐만 아니라 혈당치를 균형 있게 조절해주므로 포만감이 오래 유지된다. 단백질은 탄수화물보다 소화하는 데 더 많은 에너지가 필요하므로, 단백질을 제대로 섭취하면 대사량이 늘어나 지방을 쉽게 연소하는 체질이 된다.

3 과일과 채소부터 먹는다

과일과 채소는 칼로리가 낮고 영양분과 식이섬유가 많이 함유되어 있어 충동적인 식욕이나 공복감을 상당히 줄여준다. 하루에 적어도 과일 2개, 채소요리는 4~5종류를 먹는 것이 좋다.

4 곡류를 끊지 않는다

주식으로 곡류(탄수화물)를 먹는 것은 식이섬유를 섭취하기 위해서도 중요하다. 단, 곡물을 먹을 때는 현미나 통밀로 만든 빵처럼 정제되지 않은 것을 소량 먹는다.

5 '흰' 정제식품은 완전히 금지한다

감량 기간만이라도 모든 종류의 정제식품은 철저히 피한다. 정제된 탄수화물 1g을 섭취하면 3g의 수분을 몸에 수용하게 되므로 몸이 붓는다. 가공식품을 먹거나 외식을 할 때도 특별히 주의한다.

6 식사는 규칙적으로. 저녁 7시 이후에는 먹지 않는다

끼니를 거르면 우리 몸은 '기아 상태'라고 느껴 칼로리 연소율을 낮추고 음식이 들어오면 무조건 지방으로 축적하려고 한다. 아침을 먹는 사람은 에너지를 더 효율적으로 소비하므로 감량 효과도 더 커진다고 한다. 그리고 칼로리가 높은 식품은 아침이나 점심에 먹도록 한다. 저녁은 되도록 7시 전에 끝내고, 그것이 힘들다면 저녁 7시 이후에는 탄수화물은 무조건 피하고 야채수프처럼 가벼운 메뉴를 먹는다.

7 염분은 최소한으로!

염분 함량이 높은 식품을 먹으면 우리 몸은 수분을 끌어모으려고 한다. 그러면 배가 팽팽해지거나 몸이 붓거나 체중이 늘어난다. 소금 대신에 멸치나 다시마 등을 우려낸 물로 담백하게 간을 하는 것이 좋다.

8 술은 NG!

보통 때라면 식사 때 와인을 한 잔 곁들이는 정도는 괜찮다. 최근의 연구에 따르면 레드와인에 함유되어 있는 레스베라트롤(항산화물질)은 지방이 축적되는 것을 억제하는 효과가 있다고 한다. 하지만 술에도 칼로리가 있으므로 단기간 다이어트에서는 금주해야 한다.

9 반드시 7~8시간 잘 것!

수면시간이 짧으면 오히려 체중이 늘어난다! 앞에서도 설명했듯이 수면 부족 상태가 오랫동안 지속되면 식욕이 억제되지 않아 혈당 조절이 잘되지 않는다. 그러면 스트레스가 심해져 식욕이 더욱 자극되는 악순환에 빠진다. 하루에 7~8시간은 반드시 잠을 자도록 한다.

10 유산소운동은 충분히 한다

단기간에 체중 감량 효과를 보려면 유산소운동을 많이 해야 한다. 특히 대사량을 늘리기 위해서는 일주일에 4회는 웨이트 트레이닝을 하는 것이 포인트! 섭취한 칼로리나 체지방을 연소하는 데 가장 필요한 것은 탄탄한 근육이다.

날씬한 미녀를 위한 식단

건강하게 살을 빼기 위해서는 식사 때마다 '질 좋은 단백질', 'GI가 낮은 채소와 곡류(탄수화물)', '질 좋은 지방'으로 메뉴를 구성해야 한다. 이것은 혈당치를 균형 있게 유지하고 인슐린 수치가 급상승하는 것을 억제하며 체지방을 연소시키는 최고의 식사 구성이다. 체중도 안정되고 감량 효과도 기대할 수 있으며, 우리 몸에 필요한 영양소를 골고루 먹기 때문에 포만감도 오랜 시간 유지된다. 한 끼의 양은 식사를 한 접시에 올려놓고 생각할 때, 접시의 3분의 1은 '손바닥 크기와 두께'의 단백질, 3분의 2는 GI(혈당지수)가 낮은 채소와 곡류(탄수화물)로 한다. GI가 낮은 채소와 곡류에는 아스파라거스, 브로콜리, 시금치, 애호박, 현미나 렌즈콩 등이 있다. 여기에 질 좋은 견과류나 올리브오일을 조금 곁들이면 미녀 식단이 완성된다.

아침 조금이라도 반드시 먹는다!

혈당치를 일정하게, 인슐린 수치를 낮게 유지한다.

아침 메뉴의 예 (각각이 한 끼 식단의 예)

- 두유와 뮤즐리(서양식 시리얼로 곡식, 견과류, 말린 과일 등을 섞은 것), 과일
- 신선한 허브를 곁들인 시금치버섯 오믈렛, 과일 몇 조각
- 플레인 요구르트 3/4컵에 좋아하는 과일과 잘게 으깬 견과류(호두나 아몬드 등)를 넣고 꿀을 조금 끼얹는다.
- 오트밀죽 3/4컵에 잘게 으깬 아몬드나 호두 2큰술을 넣은 것, 두유, 블루베리

• 통밀이나 호밀빵 한 조각 위에 갈아 으깬 아보카도 반을 올리고 올리브오일을
  조금 뿌린다.

 샐러드를 단골 메뉴로!

채소로 항산화물질을 듬뿍 섭취한다!

점심 메뉴의 예

• 메밀국수
• 생선구이정식(밥, 샐러드나 채소쌈 등)
• 참치샐러드 샌드위치(호밀빵이나 통밀빵으로), 튀기거나 맛을 내지 않은 견과
  류(아몬드 등) 1줌, 신선한 과일 1개
• 닭가슴살구이, 녹황색 채소 샐러드, 견과류와 건포도 1줌, 신선한 과일 1개
• 연어나 참치(통조림) 등을 넣은 샐러드, 통밀빵 한 조각, 신선한 과일 1개
• 렌즈콩과 채소를 듬뿍 넣은 수프(164쪽 참조), 통밀빵 1조각, 신선한 과일 1개
• 슈퍼 미인 샐러드(166쪽 참조), 작은 참치통조림, 통밀빵 1조각
  (단, 이 감량 프로그램을 실천할 때는 시판되는 샐러드드레싱은 피한다)

저녁 **탄수화물은 삼가고 단백질 중심으로!**

되도록 직접 만들어 먹자.

저녁 메뉴의 예

• 올리브오일로 구운 생선, 마늘소스로 가볍게 볶은 여러 가지 채소, 현미 찐 것
• 케이준 치킨에 아보카도와 라임, 칠리소스를 곁들인 것, 푸른 잎채소 샐러드,
  고구마와 쿠스쿠스(으깬 밀로 만든 남아프리카 음식)

- 통밀이나 옥수수 또는 쌀가루로 만든 파스타에 토마토소스 또는 야채소스, 갖은 채소 샐러드
- 황새치에 허브를 뿌려 구운 것, 통밀빵, 채소 구운 것 또는 샐러드
- 구운 도미에 매운 살사소스, 데친 시금치에 올리브오일 뿌린 것, 푸른 잎채소 샐러드에 아보카도를 조금 곁들여서
- 연어된장구이(169쪽 참조), 고구마 으깬 것과 가볍게 볶은 채소
- 채소두부볶음(168쪽 참조), 푸른 잎채소 샐러드에 아보카도 조금 곁들인 것, 현미나 쌀국수

에리카의 일주일 식생활과 라이프스타일

48시간±0라면 OK!

하루 일정은 '되도록 규칙적으로' 가 목표다. 7시 반에 일어나 점심식사는 12시 반, 저녁은 7시 전에 끝내고 11시 반 전에는 잠자리에 든다.

일어나면 청즙 분말을 100퍼센트 사과주스와 미네랄워터(1 대1)에 희석한 '그린 칵테일' 이나 실온 상태의 물에 레몬을 짜서 한 잔 마신다.

그러고 나서 평일에는 매일 15~30분씩 운동을 한다. 운동 종류는 그날에 따라 다른데 DVD를 보면서 요가나 코어리듬(다이어트 체조)을 하거나 햇빛을 받으며 산책을 하거나 최근에 유행하고 있는 인터벌 트레이닝(2~3분 달리고 2~3분 걷기를 반복하는 운동법)을 할 때도 있고 가벼운 아령을 들고 트램펄린 운동을 하기도 한다.

수요일이나 목요일부터는 자기 전에 30분 동안 긴장을 푸는 시간을 가진다. 명상음악이나 힐링음악을 들으며 몸과 마음을 편안히 한다.

하지만 일이 바쁠 때도 있고 친구들과 만나거나 해외출장이나 자선파티에 참석하는 일도 자주 있기 때문에 식생활이나 생활리듬이 항상 일정할 수는 없다. 따라서 과식을 한 다음 날은 식사량을 줄이는 '48시간 플러스마이너스 제로' 규칙을 따르고 있다.

Monday 월요일

아침

- 베리류와 견과류를 넣은 요구르트
- 카푸치노

점심 외식

- 생선구이정식(고등어, 샐러드, 현미와 흰쌀을 섞은 밥, 된장국)

간식

- 사과 반쪽
- 구운 아몬드 1줌

저녁

- 렌즈콩과 채소를 듬뿍 넣은 수프(164쪽 참조)
- 통호밀빵 1조각
- 대추야자 2개

Tuesday 화요일

아침

- 오트밀죽(165쪽 참조)
- 카푸치노

점심 카페에서 외식

- 니스풍 샐러드(참치, 콩, 달걀, 양상추, 감자, 올리브 등)
- 호박수프 1잔
- 다크비터스위트 초콜릿 2조각

- 서양배 1개

- 녹차

- 만주

저녁

- 연어된장구이(169쪽 참조)

- 으깬 고구마, 로메인상추 샐러드

- 레드와인 1잔

- 요구르트 조금

Wednesday 수요일

아침

- 피칸파이 1개

- 카푸치노

점심

- 슈퍼 미인 샐러드(166쪽 참조)

간식

- 아몬드 2큰술

- 갓 짜낸 채소주스 1잔

저녁 이탈리안 레스토랑에서 외식

- 제철채소구이

- 새우바질소스 스파게티

- 로켓(허브의 일종)과 파르메산치즈 분말을 곁들인 생선구이(도미)

- 신선한 베리류와 젤라또

- 오렌지주스를 섞은 스파클링와인과 레드와인 1잔

Thursday 목요일

[아침]

- 뮤즐리, 사과 간 것, 두유

- 카푸치노

[점심] 국수집에서 외식

- 메밀국수

[간식]

- 블루베리 스무디

[저녁]

- 구운 가리비에 아보카도 살사(167쪽)를 곁들여서

- 녹황색 채소 샐러드

- 쿠스쿠스 반 컵

- 다크비터스위트 초콜릿 2조각

Friday 금요일

[아침]

- 통호밀빵에 아보카도 절반을 으깨서 바르고 올리브오일에 살짝 찍어 먹는다

- 포치드에그(수란) 1개

- 메론 2조각

- 녹차

- 카푸치노

[점심]

- 데친 채소와 알래스카 자연산 연어통조림(작은 것)

- 퀴노아(안데스 산맥의 고원에서 자라는 곡물—옮긴이) 반 컵

- 다크비터스위트 초콜릿 2조각

[간식]

- 사과 슬라이스에 땅콩버터(무설탕 자연식품)를 발라서

[저녁] **일본식 주점 레스토랑에서**

- 꼬투리째 삶은 풋콩

- 닭고기와 검은깨 샐러드

- 연두부

- 꼬치구이

- 채소구이

- 나물

- 참치회

- 메밀국수

- 매실주에 탄산음료 섞은 것

- 블루베리 요구르트

Saturday 토요일

[아침]

- 버섯시금치 허브오믈렛

- 통호밀빵 토스트 1조각

- 사과 반쪽

[점심]

- 슈퍼 미인 샐러드

- 대추(아몬드를 끼워서)

[간식]

- 허브티

- 보라보라 오가닉 스낵바(175쪽 참조)

- 크랜베리 크런치

[저녁] 집 근처 자주 가는 바에서

- 청경채볶음

- 신선한 허브를 곁들인 생선 카르파초

- 참치스테이크(스파이시소스로)

- 에리카 특제 칵테일(보드카, 크랜베리주스, 오렌지주스, 라임을 섞은 것)

Sunday 일요일

[아침]

- 메밀가루와 현미가루로 만든 빵케이크

- 카푸치노

[점심]

- 마카다미아를 넣은 호박수프

- 푸른 잎채소 샐러드에 아보카도와 구운 잣을 뿌린 것

[간식]

- 말린 살구와 구운 아몬드 6개씩

[저녁]

- 채소두부볶음(168쪽 참조)

- 현미밥 반 공기

- 사과 몇 조각(아몬드크림을 발라서)

Recipe
레시피

면역력 UP! [렌즈콩과 채소를 듬뿍 넣은 수프]

배가 든든하고 포만감을 주는 메뉴다. 분량을 반으로 하거나 한꺼번에 만들어서 절반은 냉동보관해도 괜찮다.

재료 (8접시 분량)

올리브오일 2큰술

양파(큰 것) 1개

당근 3개

고구마 1개

셀러리(줄기) 2개

마늘 3~4쪽

토마토 으깬 것 400g

양배추 1~2컵

렌즈콩 2컵

감자 2개

천연소금 1/2큰술

물 8컵

바질 말린 것 1큰술

커민(향신료) 1큰술

만드는 법

1. 냄비에 올리브오일을 두르고 중간 불로 달군 다음 잘게 썬 양파, 당근, 고구마, 셀러리를 넣고 볶는다.

2. 양파가 부드러워지면 다진 마늘을 넣고 같이 볶다가 색이 변하기 시작하면 커민과 바질을 추가한다. 으깬 토마토를 즙까지 같이 넣고 렌즈콩, 깍둑썰기 한 감자, 채썰기 한 양배추, 소금과 물을 넣는다. 물이 끓으면 뚜껑을 덮고 약한 불에서 45분 동안 삶는다.

3. 먹기 직전에 발사믹 식초를 살짝 뿌리면 더 맛있다.

깊고 고소한 맛! [오트밀죽]

오트(귀리)는 식이섬유가 풍부해 혈당치가 급격하게 상승하는 것을 막아주고 비만에도 효과가 있다.

재료 (1인분)

물 1컵(입맛에 맞게 많이 넣어도 상관없다)

롤드오트(귀리를 쪄서 납작하게 누른 것) 1/2컵

소금 약간

토핑 건포도 등 말린 과일(자신이 좋아하는 것으로)

시나몬이나 올스파이스 조금(입맛에 맞는 사람만)

만드는 법

1. 냄비에 물, 롤드오트, 소금, 토핑, 시나몬이나 올스파이스를 넣고 끓인다.

2. 끓으면 불을 줄여 몇 분 동안 삶는다.

3. 신선한 과일이나 견과류와 함께 먹으면 좋다(만든 즉시 먹을 것).

미녀의 베스트프렌드! [슈퍼 미인 샐러드]
마음껏 창조적인 감성을 발휘해보자. 형형색색의 채소만으로도 완성!

재료 (2인분)

시금치 1컵(한입 크기로 잘라서)

로메인상추 1컵

붉은 양배추 1/4컵(채썰기)

당근 1/2컵(갈아서)

붉은 고추 1/2컵(잘게 썰기)

토마토 1/2컵(잘게 썰기)

병아리콩(이집트콩) 1/4컵(통조림에 든 것은 깨끗이 씻어서)

아보카도 1/4컵(깍둑썰기)

엑스트라 버진 올리브오일 2큰술

발사믹 식초 1큰술

좋아하는 허브(신선한 것) 1줌

구운 견과류나 씨앗류(예 : 호박씨, 호두, 아몬드) 2큰술

소금, 후추 약간

만드는 법

1. 시금치, 로메인상추, 붉은 양배추, 당근, 붉은 고추, 토마토, 병아리콩, 아보카도를 먹기

   좋은 크기로 잘라 샐러드 그릇에 담는대(병아리콩 대신 같은 단백질 식품인 자연산 연

어통조림도 괜찮다).

2. 올리브오일과 발사믹 식초를 섞어 드레싱을 만들어둔다.

3. 먹기 직전에 드레싱을 살짝 뿌리고 좋아하는 허브나 견과류를 넣는다.

먹는 미용액 [아보카도 살사]

아보카도에 함유된 오메가 9은 피부를 윤기 있고 부드럽게 해준다.

재료 (2인분)

아보카도 1/2개(깍둑썰기)

유기농 토마토(큰 것) 1개

칼라마타 올리브(그리스산 검은 올리브) 8~10개(씨를 빼고 아주 잘게 썬다)

마늘 1쪽(다진다)

신선한 바질 1큰술(잘게 썬다)

차이브(허브의 한 종류) 1큰술(잘게 썬다)

엑스트라 버진 올리브오일 1큰술

케이퍼(향신료) 1큰술

레몬즙 1큰술

소금, 후추 약간

만드는 법

1. 작은 그릇에 재료를 전부 넣고 소금, 후추로 맛을 낸다.

2. 냉장고에서 식힌 다음 먹는다.

맛도 좋고 몸에도 좋은 [채소두부볶음]

두부는 단백질과 비타민이 듬뿍 들어 있는 식품으로 서양에서도 인기 있는 미용식이다.

재료 (4인분)

두부(물을 충분히 빼서 2cm 크기로 자른다)

양념장(간장 1/2컵, 레몬즙 1/2컵, 생강 간 것 1큰술)

참기름이나 땅콩기름 2큰술

콜리플라워 1/2개

브로콜리 1송이

당근 2개

양파 1개

피망 2개

꼬투리째 먹는 풋콩 1컵

버섯 1컵

실파 3뿌리

만드는 법

1. 양념장 재료를 섞어 넓은 접시에 붓고 두부를 1시간 동안 재워둔다.

2. 중화냄비나 프라이팬에 기름을 두르고 콜리플라워, 브로콜리, 당근, 양파, 피망을 센 불에 볶은 후 두부, 풋콩, 버섯, 실파, 남은 양념장을 넣고 2~3분 더 볶는다.

3. 채소에 아삭아삭한 감촉이 남아 있을 때 불을 끄고 밥과 함께 먹는다.

피부가 고와지는 [연어된장구이]

연어를 일주일에 서너 번 이상 먹으면 피부의 노화 방지에 아주 효과적이다.

재료 (4인분)

맛술 1/2컵

차이브 또는 파 2큰술

흰 된장 1큰술

진간장(100퍼센트 콩으로 만든 것) 1큰술

타히니(참깨 페이스트) 1큰술

생강 1큰술(잘게 썬 것)

연어 4도막(껍질 벗긴 것)

코리앤더(향신료) 2큰술

볶은 깨 1큰술

만드는 법

1. 넓은 접시에 맛술, 차이브, 흰 된장, 진간장, 타히니, 생강을 섞어 양념장을 만든 다음
   연어를 재우고 랩을 씌워 냉장고에 1~2시간 넣어둔다(한 번씩 연어를 뒤집어준다).
2. 달군 그릴이나 프라이팬에 양념장을 털어낸 연어를 올려놓고 굽는대(양념은 타기 때
   문에 반드시 털어낼 것). 노릇하게 구워지면 완성. 굽는 시간은 한쪽당 약 4분이 적당
   하다.
3. 코리앤더와 볶은 깨를 뿌려 뜨거울 때 먹는다.

미녀가 되는 지방 섭취법

윤기 있고 아름다운 피부를 위해서는 질 좋은 지방을 섭취하는 것이 무엇보다 중요하다. 장미처럼 생기 있고 촉촉한 얼굴색을 원한다면 지방을 제한한 다이어트법은 완전히 잘못됐다. 지방을 섭취하는 데 중요한 것은 몸에 나쁜 기름은 피하고, 저온압착 방식으로 짜낸 기름을 선택하는 것이다.

많이 먹을수록 좋다

오메가 3

필수지방산으로 되도록 많이 먹는 것이 좋다.
EPA, DHA, 알파 리놀렌산 등이 대표적이다.

많이 함유된 식품

- 연어, 참치, 정어리, 고등어, 방어, 삼치 등
- 아마인유
- 콩제품(두부 등)
- 호두
- 케일, 시금치, 겨자

질 좋은 것을 먹는다

오메가 9

필수지방산은 아니지만 충분히 먹는 것이 좋다. 나쁜 콜레스테롤을 줄이고 좋은 콜레스테롤은 늘린다. 윤기 있고 아름다운 피부를 위해서도 많이 먹는 것이 좋다. 올레인산이 대표적이다.

많이 함유된 식품

- 올리브오일, 참기름
- 아보카도, 아사이(브라질산 베리류)
- 아몬드, 피칸, 피스타치오, 캐슈넛, 헤이즐넛, 마카다미아

적게 먹는다

오메가 6

필수지방산이지만 현대인은 지나치게 많이 섭취하고 있으므로 줄이는 편이 좋다. 리놀산이 대표적이다.

많이 함유된 식품

● **피하는 편이 좋은 식품**

- 정제 식물기름(면실유, 해바라기씨 기름, 옥수수기름, 샐러드오일, 시판되는 대부분의 샐러드드레싱)

● **많이 먹어도 좋은 식품**

- 아마인유, 삼씨 기름, 포도씨 기름, 참기름, 달맞이꽃 기름

- 호박씨, 잣, 피스타치오, 해바라기씨, 아사이

미용과 건강을 위해 반드시 피할 것!
트랜스지방산

세포를 손상시키므로 많이 먹으면 노화를 촉진하고 질병을 일으킨다.

많이 함유된 식품

- 마가린, 쇼트닝, 튀김

- 스낵과자, 쿠키, 가공식품

- 시리얼바

- 정크푸드

에리카가 추천하는 영양보조식품과 간식거리

미용과 건강을 위해 내가 항상 먹고 있고 주변에도 권하는 영양보조식품과 간식을 몇 가지 소개한다.

Supplement 영양보조식품

● 오메가 3(EPA & DHA) 제품

- 노르딕 내추럴스

오메가 3는 등 푸른 생선을 직접 먹는 것보다 영양보조제로 섭취하는 편이 간단하다. 구입할 때는 청정한 지역에서 잡은 생선을 원료로 하고 있는지, 그리고 분자 증류라고 불리는 과정을 거쳤는지를 반드시 확인해야 한다. 청정지역에서 잡힌 생선은 해수 오염으로 인한 중금속이나 독소가 섞여 들어올 위험이 적고, 설사 들어오더라도 증류 과정을 거치면 확실히 제거된다. 노르딕 내추럴스는 이러한 부분에서 안심할 수 있는 회사다. 이 제품은 맛도 좋고 '생선 비린내'도 나지 않는다.

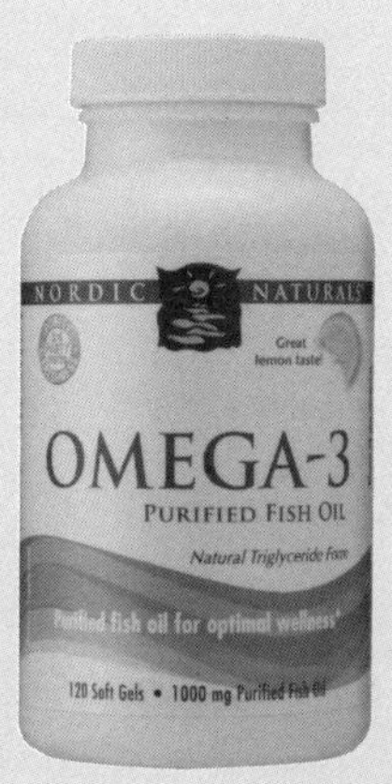

● 멀티비타민 & 미네랄 보조제

– 라이프 익스텐션

이 멀티비타민의 장점은 하루에 2알로 영양이 충분히 공급
된다는 점이다. 품질과 효능이 좋고 가격도 적당하다.

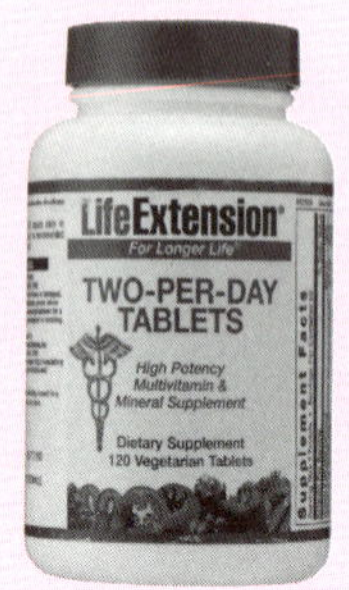

● 청즙 프로그린스

– 알레르기 리서치 그룹

여러 가지 청즙을 시험해봤지만 이 제품이 가장 맛있었다.
녹차 맛이 나서 마시기 좋고 영양소도 골고루 들어 있다.
소화를 돕는 박테리아도 많이 들어 있다.

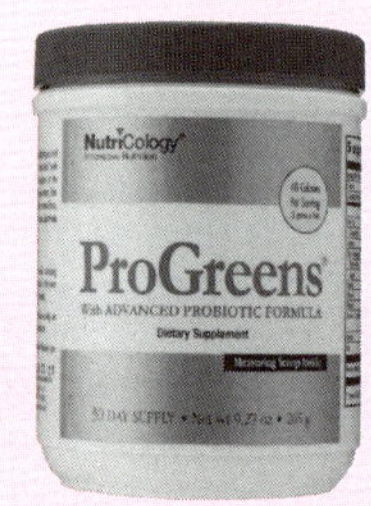

● 라라바(스틱 형태의 영양보조식품)

미녀들의 필수품이다. 스틱 형태의 영양보조식품
은 여러 종류가 시판되고 있지만, 대부분은 영양
면에서 권하고 싶지 않다. 라라바는 내가 시험해
본 것 중에서 가장 영양가가 높고 맛도 좋은 제품
이었다. 과일과 견과류만으로 사용하며, 몸에 좋
지 않은 원료는 전혀 들어가지 않는다. 애플파이,
체리파이, 코코넛, 초콜릿 등 맛도 다양하고, 초콜

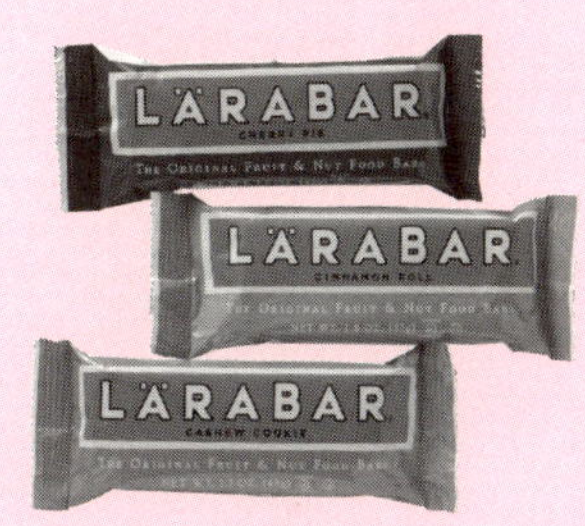

릿은 유기농으로 재배한 것을 쓰고 있다. 하나에 약 190kcal가 들어 있다. 미국
사이트에 직접 주문하면 훨씬 저렴한 가격으로 구입할 수 있다.

● 보라보라 오가닉 스낵바(스틱 형태의 영양보조식품)

라라바와는 다른 회사 제품이지만 이것도 몸에 좋고 맛도 뛰어나다.

구입처

소개한 제품은 베지 파워 플러스 외에는 온라인 사이트 '아이허브'에서 구입할
수 있다. 이곳에는 천연재료로 만든 질 좋은 제품을 많이 갖추고 있다. 베지 파
워 플러스는 아비오스 사 홈페이지에서 주문하면 된다.

* 아이 허브

http://www.iherb.com/ja/

**아비오스*

http://www.acai.co.jp/

일주일 메뉴와 다이어트 레시피에 나온 식품 중에서 오트밀이나 땅콩버터 등은
여기서 구입할 수 있다.

**텐구 내추럴 푸드*

http://www.alishan.jp/shop/nfoscomm/catalog/index.php?language=jp

외식의 GOOD or NG 체크리스트

GOOD

요리 종류

- 냄비요리, 꼬치구이, 회, 초밥, 한정식 등

- 토마토를 기본으로 한 이탈리아 요리나 프랑스 요리

- 지중해식 요리(스페인 요리 등)

- 중동 요리

- 모던 퓨전 스타일

- 아시아 요리(타이, 베트남 등)

재료

- 메인은 생선, 껍질을 벗긴 닭고기, 붉은 살코기, 두부 등의 콩제품, 달걀

- 채소는 뭐든지 OK(되도록 혈당지수가 낮은 것)

- 드레싱은 올리브오일에 레몬을 짜 넣는 정도로 간단하게

- 주식은 통밀빵이나 통밀 파스타, 현미처럼 정제되지 않은 것으로

- 파스타는 크림소스보다 토마토소스로

- 디저트는 칼로리가 낮고 지방분이 적은 것. 예를 들어 셔벗이나 젤라또, 딸기나 블루베리처럼 신선한 베리류

그릴(꼬치구이처럼 구울 때 기름이 아래로 떨어지는 것) 요리나

로스트(충분히 구운 것), 찌거나 삶거나 가볍게 볶은 것

식사법

- 식사 전에 레몬이나 라임을 짜 넣은 물을 마신다.

- 흰 빵을 먹을 때는 올리브오일에 찍어 먹는다.

- 정제된 탄수화물을 먹을 때는 식초와 함께

- 채소를 가장 먼저 먹는다.

- 꼭꼭 씹어 먹는다.

NG

- 모든 패스트푸드, 특히 프라이드포테이토, 포테이토칩 등

- 흰쌀이나 흰 면류

- 돈가스나 튀김

- 프랑스 요리나 이탈리아 요리의 크림소스 또는 걸쭉한 버터소스

- 마요네즈가 들어간 소스

- 설탕을 사용한 소스

- 화학조미료

- 소프트드링크

몸에 좋은 간식, 피해야 할 간식

항상 준비해두면 좋은 것

- 구운 아몬드(무첨가, 소금이나 기름을 사용하지 않은 것)
- 다크비터스위트 초콜릿(카카오 70퍼센트 이상)
- 라라바
- 꼬투리째 삶은 풋콩
- 신선한 과일(사과나 서양배 등)
- 말린 과일(자두나 무화과, 대추야자, 프룬 등)
- 직접 만든 쿠키(아몬드, 호두, 호박씨, 해바라기씨, 코코넛프레이크, 유기농 건포도를 섞어서)
- 구운 감자

최대한 피할 것

- 사탕
- 단맛이 강한 스낵과자, 아이스크림
- 포테이토칩
- 청량음료(콜라, 스포츠드링크, 커피음료, 과즙 100퍼센트 이외의 주스)
- 그 외 마가린이나 쇼트닝 등 트랜스지방산이 들어간 모든 것

이러한 식품은 당류나 정제된 탄수화물 덩어리이므로 혈당치를 급격히 높여 일시적으로 기운을 차리게 해주는 것 같지만, 혈당치가 즉시 떨어지기 때문에 식후 피로감을 느끼거나 몸만 나른해질 뿐이다.